★★물리치료사 국가고시 대비★★

2013년 신판!

Power Manual of Physical Therapy

물리치료학 개론 1

전기치료

전국물리치료학과 학생학술연구회 엮음

예당북스

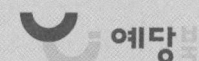

출간을 하면서...

　사람들은 모두 제각기 이루고자하는 목표가 있습니다. 그 목표를 이루기 위해서는 좌절도하고, 힘이 들어도 열정적인 도전정신을 가지고 끝까지 그 목표를 이뤄내야 합니다.

　전국에 있는 물리치료학과 학생들은 물리치료사의 꿈을 갖고 각 대학에서 목표를 이루기 위해 그 향기를 주변에 풍기고자 합니다. 그러나 그 결실을 맺기 위해서는 넘어야 할 벽이 있습니다. 바로 국가고시입니다. 이 벽을 넘으면 각자 가는 길목에서 그윽한 서로의 향기를 뿜을 수 있을 것입니다. 따라서 물리치료학과 교수로서 해마다 이 벽을 넘고자 하는 학생들에게 무엇을 해야 할 것인가? 심도 있는 고민 끝에 벽을 넘기 위해 막연해하는 국시수험생들에게 도움이 될 수 있도록 교과서 중심의 물리치료사 국가고시 전 과목 요약집을 준비하고자 결심을 하게 되었는데, 마침 평소 지인이신 예당북스 최경락사장님께서 뜻을 같이하자는 제의가 와서 협의 후 전국의 국가고시 출제 및 특강 경험이 있는 물리치료학과 교수님들을 모시고 의견을 규합하여 여러 번 편집회의를 갖고 2년여의 오랜 준비기간을 걸쳐 교열과 교정을 통하여 자습서를 일구어 내게 되었습니다.

　해마다 국시과목 중 문제유형이 구용어에서 신용어로, 문제문답 제시가 부정형에서 긍정형으로, 난이도의 깊이, 암기형보다는 해석형위주, 임상사례형과 문제해결형, 실제위주형으로 비중이 높아져 가는 추세로 변해가고 있습니다. 이에 맞춰 단순하면서도 깊이 있는 요약과 경험이 많은 교수님들의 지도와 교정으로 명확하고 간결하게 정리를 하여 어려움과 압박감 속에서 방황하는 수험생들에게 방향을 잡아주는 동반자의 역할을 하게 된 것입니다. 그러나 여러 교수님들이 함께 지적하고 지도했지만 자습서가 처녀작이라 앞으로도 계속적인 수정·보완이 필요하다고 생각됩니다.

　본 자습서는 국가고시 기출 및 예상문제 등을 분석하여 구성하였고, 각 문제들의 해설을 제시하여 빠른 이해력을 높이도록 하였으며, 실기위주의 문제중심 해결형에 초점을 맞추고자 하였습니다.

　학생들과 물리치료의 이론과 실제를 논하고 틈틈이 준비한 자습서가 출간을 앞두고 모아졌을 때 신기하리만큼 감동에 젖었고, 이 자습서들을 여러 교수님들과 교정을 보면서 언제나 끝날지 속박감에 젖어 안타까웠지만 국가고시를 준비하는 물리치료학과 학생들에게 조금이라도 도움이 된다면 그 동안의 고생은 보람으로 돌리고 싶습니다.

　끝으로 이 자습서가 나올 수 있도록 지도·교정을 돌봐주신 **광양보건대 최은영, 광주보건대 한상완, 광주여대 윤세원, 경북전문대 조용호, 구미대 배주한, 남부대 김용남·김용성, 남서울대 이상빈, 대구가톨릭대 김중휘, 대구과학대 최석주·최유림, 대구보건대 김병곤·김상수·송준찬, 동신대 남기원, 목포과학대 윤희종, 서남대 박장성, 서영대 심재환, 세한대 강정일·이준희, 순천청암대 유영대, 영남이공대 권용현, 원광보건대 송명수, 전남과학대 황태연, 포항대 임상완, 한려대 조남정, 호남대 이현민 교수님**(대학교 생략, 가, 나, 다순)들과 뒤에서 묵묵히 작업한 대학원생과 전국물리치료학과 학생학술연구회 여러분께 고개숙여 감사드리며, 이 자습서가 출판될 수 있도록 끝까지 도움을 주신 예당북스 최경락사장님 그리고 편집부 직원여러분께 감사를 드립니다.

2013년 2월
김 용 남 교수

물리치료사 국가시험 대비 Power Manual 물리치료학을 내면서...

　물리치료사로서 그리고 물리치료학과를 다니는 학생을 대표하는 모임으로서 저희가 이 책을 만들게 된 계기는 후배들이 보다 멋진 물리치료사로 성장하기를 바라는 마음에서 출발하였습니다. 지금까지 물리치료사 국가시험을 대비하기 위해 기존의 몇몇 문제집을 보거나 선배들이 보던 책을 물려받던 것이 대부분 이었습니다. 하지만 이는 시험을 위한 준비 일뿐 실제로 임상에 나가서는 새롭게 다른 지식을 배워야 하고 습득해야 했습니다. 현재 보건분야는 빠르게 변화하고 있으며, 무한경쟁 시대로 돌입하고 있습니다. 우리 물리치료사도 그 시대의 변화에 따라 기존의 물리치료 지식을 바탕으로 더 많은 것을 배우고 실력을 갖추어야 경쟁력이 생기는 시대가 되었습니다. 이 책이 조금이나마 후배들에게 지식을 넓히는데 도움이 되고 임상에 후배들이 진출하였을 때 소통의 연결고리가 될 수 있는 책이 되었으면 하는 바람입니다.

　이 책에서는 기존의 국가고시 유형을 반영하여 편집을 하였고, 국가고시시험에 필요한 이론 뿐만 아니라 기본적으로 임상에서 필요한 이론들을 추가적으로 포함하고 있습니다. 또한 이 책에서는 다른 문제집과 비교하여 많은 수의 문제를 포함하고 있으므로 학습한 이론을 문제 풀기를 통하여 이론확립과 문제 유형 대비를 한 번에 할 수 있는 장점이 있습니다. 그리고 각 문제에는 문제해설을 통해 보다 편하고 쉽게 개념을 한 번 더 확인할 수 있도록 하였고, 어떠한 문제가 중요하게 여겨지는 지 스스로 판단할 수 있도록 하였습니다. 오답을 줄이고 올바른 개념정리를 위하여 계속되는 검토작업을 진행하였습니다. 비록 방대한 양이지만 시간을 두고 차근차근 준비를 한다면 국가고시 합격은 물론 자신의 실력을 한층 올릴 수 있는 계기가 될 것입니다.

　후배들을 위하는 마음으로 전국물리치료학과 학생학술연구회에서 이 책을 2년 동안 성심성의껏 만들었고, 전국에 계신 **광양보건대 최은영, 광주보건대 한상완, 광주여대 윤세원, 경북전문대 조용호, 구미대 배주한, 남부대 김용남·김용성, 남서울대 이상빈, 대구가톨릭대 김중휘, 대구과학대 최석주·최유림, 대구보건대 김병곤·김상수·송준찬, 동신대 남기원, 목포과학대 윤희종, 서남대 박장성, 서영대 심재환, 세한대 강정일·이준희, 순천청암대 유영대, 영남이공대 권용현, 원광보건대 송명수, 전남과학대 황태연, 포항대 임상완, 한려대 조남정, 호남대 이현민** 교수님들께서 직접 지도·교정을 해주셨습니다.

　이 책이 나오기까지 고생하신 전국물리치료학과 학생학술연구회 21대 위원진과 교수님들께 감사의 말씀을 전하며, 물리치료의 발전적인 방향으로의 성장을 위해 다 함께 노력했으면 하는 마음으로 이 책을 바칩니다.

2013년 2월
전국물리치료학과 학생학술연구회

CONTENTS

출간을 하면서
Power Manual 물리치료학을 내면서

01 전기치료학의 역사 ... 13
1. 역사 14
- 단원정리문제 15

02 기초 의용전자공학 ... 17
1. 물질의 기본구조와 결합 18
2. 전기와 전류 20
- 단원정리문제 25

03 의용전류 ... 29
1. 의용전류 30
2. 전기치료와 관련된 여러 가지 매개 변수 32
- 단원정리문제 35

04 전기치료기 및 주변기기 ... 39
1. 전기치료기의 구성과 주변기기 40
2. 전기치료의 적응증과 금기증 42
3. 전기치료 시의 위험과 치료 원칙 43
- 단원정리문제 45

05 전기생리학 ... 51
1. 세포막의 특성 52
2. 세포막 전압 53
3. 흥분의 전도와 근육의 수축 55
4. 전기자극과 흥분성 조직의 반응 56
- 단원정리문제 57

06 전기 진단적 검사 ... 65
1. 신경 손상의 종류와 특성 66
2. 전기 진단적 검사 68
- 단원정리문제 73

| CONTENTS |

07 지속형 직류를 이용한 치료   79
1. 지속형 직류를 이용한 치료 80
- 단원정리문제 83

08 이온도입치료   87
1. 이온도입치료 88
- 단원정리문제 93

09 신경지배근의 전기자극치료   95
1. 신경지배근의 전기자극치료 96
- 단원정리문제 101

10 탈신경근의 전기자극치료   105
1. 탈신경근의 전기자극치료 106
- 단원정리문제 109

11 간섭전류치료   111
1. 간섭전류치료 112
- 단원정리문제 118

12 고전압 맥동전류치료   123
1. 고전압 맥동전류치료 124
- 단원정리문제 126

13 역동전류를 이용한 치료   129
1. 역동전류를 이용한 치료 130
- 단원정리문제 133

CONTENTS

14 미세전류치료 — 135
1. 미세전류치료 136
- 단원정리문제 141

15 경피신경전기자극법 — 145
1. 경피신경전기자극법 146
- 단원정리문제 152

16 은침형 전극자극법 — 157
1. 은침형 전극자극법 158
- 단원정리문제 162

17 기능적 전기자극 — 163
1. 기능적 전기자극 164
- 단원정리문제 168

18 단파 투열치료 — 173
1. 단파 투열치료 174
- 단원정리문제 182

19 극초단파 투열치료 — 187
1. 극초단파 투열치료 188
- 단원정리문제 194

20 초음파 치료 — 199
1. 초음파 치료 200
- 단원정리문제 206

| CONTENTS |

01 광선치료의 개요   13

1. 광선치료의 정의 14
2. 빛과 복사 에너지 14
3. 광선치료의 분류 15
4. 복사 에너지의 물리적 법칙 15
5. 피부 16
6. 광생물학 18
7. 열의 물리학 및 열치료 19
8. 열치료 20
9. 피부 노화 (Aging of Skin) 21
10. 피부 광물리학 22
11. 광선의 피부 흡수 22
- 단원정리문제 23

02 적외선치료   29

1. 적외선의 특징 30
2. 적외선치료 기구 31
3. 적외선의 생리적 효과 32
4. 적외선 복사의 장·단점 33
5. 적외선의 임상적 적용 34
6. 적외선의 치료기법 35
- 단원정리문제 36

03 자외선치료   45

1. 자외선의 특징 46
2. 자외선의 생리적 효과 46
3. 자외선치료 기구 48
4. 자외선 적응증 및 금기증 49
5. 자외선의 치료기법 50
- 단원정리문제 53

04 레이저치료   65

1. 레이저 66
- 단원정리문제 68

05 일광욕치료   71

1. 일광욕 72
- 단원정리문제 73

참고문헌 75
인덱스 76

Chapter 1

전기치료학의 역사

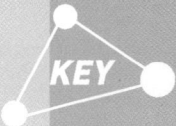

- 전기치료학의 발전사를 이해하고 이러한 이해를 바탕으로 현재 전기치료학의 동향과 미래의 전기치료 발전에 대한 전망을 예측하는 것은 중요합니다. 이번 chapter에서는 전기치료학의 역사적 배경과 전기치료학에 큰 공헌을 한 인물들과 그의 업적을 알아보도록 하겠습니다.

꼭! 알아두기

1. 전기치료학에 큰 공헌을 한 인물과 그 업적을 연결
2. William Gibert
3. Luigi Galvani
4. Williams Erd
5. Pflüger F.W.
6. Pierre Curie
7. Pivati
8. Lapicque L.

CHAPTER 01 전기치료학의 역사

1 역사

- 아리스토텔레스 (Aristoteles. B.C. 384~322) : 동물전기 현상에 대하여 최초의 기록을 남김(전기가오리).
- Aetius : 처음으로 질병 치료에 전기를 이용, 전기메기를 통풍치료에 사용
- Paracelsus : 자력이 모든 질병치료에 힘을 갖고 있는 것으로 믿음.
- William Gibert : 어떤 물질에 유리 등으로 문질렀을 때 가벼운 물질을 끌어당기는 것을 발견하였는데, 이를 전기(electricity)라고 명명. 그리스 어의 호박에 해당하는 'electron'으로부터 유래
- Stephem Gray와 Charles Francois Dufay : 인체도 일종의 도체라고 하는 인체도체설과 전기의 이질성 발표
- Benjamin Franklin : 이질의 전기를 플러스와 마이너스라고 명명
- Luigi Galvani : 개구리 뒷다리를 이용한 최초의 전기 생리실험, 전기현상은 동물이 갖는 내적현상이며, 외부 자극에 의해서 밖으로 나타난다는 것을 동물전기라고 함.
- Alessandro Volta : Galvani의 주장처럼 동물이 처음부터 전기를 갖고 있지 않다고 부정, 서로 다른 금속 사이에 전류가 흐르는 것을 발견. 이는 최초의 화학전지인 Voltanic Pile의 탄생을 가져옴. 개구리 다리에 연결하여 근수축을 일으켰는데, 이는 인위적 전기 자극 기구를 이용한 전기 생체 자극의 효시
- Michael Faraday : 전자 유도현상의 발견과 유도 코일을 이용한 감응전류 만듦.
- Luigi Erb : 운동점(motor point)과 변성반응을 연구하여 전기진단에 공헌
- Pflüger F.W. : 극공식에 대한 연구를 발표
- Nikola Tesla : 고주파의 열작용을 치료에 응용
- Pierre Curie : 압전 효과를 발견하여 초음파의 발생법에 많은 공헌을 한.
- Pivati : 약물의 이온도입법을 제안
- Richardoson : 전기마취법을 연구
- Lapicque L. : 신경 생리실험에서 기전류와 시치라는 용어를 처음 사용
- Adrian E.D. : 정상근과 변성근에 대한 강도시간 곡선을 보고
- Wall과 Melzack : 관문조절설을 발표

CHAPTER 01 단원정리문제

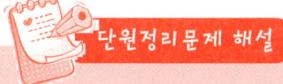
단원정리문제 해설

01 번개를 이용한 개구리 뒷다리의 실험을 통해 전기자극이 신경이나 근육을 수축시킬 수 있음을 보여주는 최초의 전기 생리실험을 한 인물은 누구인가?

① William Gibert
② Luigi Galvani
③ Pflüger F.W.
④ Pierre Curie
⑤ Pivati

▶ - William Gibert : "전기(electricity)" 명명
- Luigi Galvani : 최초, 신경과 근육을 연구 대상(동물전기)
- Pflüger F.W : 극공식
- Pierre Curie : 압전 효과, 초음파
- Pivati : 이온도입법

02 1959~1906년 압전 효과를 발견하여 초음파의 발생법에 많은 공헌을 한 인물은 누구인가?

① William Erb
② Lapicques
③ Benjamin Franklin
④ Wall과 Melzack
⑤ Pierre Curie

▶ - William Erb : 운동점(motor point)과 변성반응(RD test)
- Pierre Curie : 압전 효과, 초음파
- Lapicques : 기전류와 시치
- Benjamin Franklin : 양성전하와 음성전하 명명
- Wall과 Melzack : 관문조절설 발표

정답 : 1_② 2_⑤

MEMO

Chapter 2

기초 의용전자공학

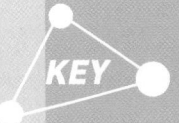

■ 전기치료와 관계있는 물리학적 현상과 전류에 대하여 이해하고, 전류가 나타내는 효과들에 대하여 아는 것은 전기치료의 기본이 되므로 중요합니다. 이번 chapter에서는 물질의 기본구조에 대한 이해와 전기란 무엇이고, 어떻게 구분하는지, 또한 각 용어의 정의와 전기의 단위들에 대하여 알아보겠습니다.

꼭! 알아두기

1. 양성자, 중성자, 전자의 특성
2. 원자의 결합 방법과 정의
3. 전류의 정의와 방향
4. 전류의 이동 방법
5. 전압과 전력, 전원 등 각 용어의 정의
6. 인덕턴스와 커패시턴스
7. 전기치료와 관련 있는 전기법칙들
8. 전류의 효과 (열효과, 전자기 효과, 화학적 효과)
9. 전기 단위

CHAPTER 02 기초 의용전자공학

1 물질의 기본구조와 결합

1 물질의 기본구조

물질을 구성하는 원자의 중심에 (+) 전하를 띠는 원자핵이 있고, 원자핵의 주위를 (−) 전하를 띠는 전자가 돌고 있으며, 원자핵은 (+) 전하를 띠는 양성자와 전하를 띠고 있지 않은 중성자로 되어 있다.

- 물질 (matter) : 물체를 이루는 기본 재료
- 순물질 (pure matter) : 한 종류의 물질로만 되어 있음.
- 혼합물 (mixture) : 몇 종류의 물질이 섞여 있음.
- 화합물 (compound) : 두 종류 이상의 원소로 이루어진 순물질

  * 순물질은 물질에 따라 녹는점, 끓는점, 밀도 등이 일정하나, 혼합물은 물질의 종류와 섞인 비율에 따라 다르다.

(1) 원자핵

- 원자핵은 원자의 중심에 자리 잡고 있으며, 전자와 거의 같은 크기의 지름을 가지고 있다. 원자핵은 양성자와 중성자로 이루어져 있다.

  ① 양성자

  a. 양전하를 띠고 있다.

  b. 양성자의 수를 원자번호로 표시하기 때문에 양성자의 수는 원소의 종류를 결정한다.

  c. 양성자의 수는 특별한 경우를 제외하고 원자핵 주위를 도는 전자의 수와 같다.

  ② 중성자

  a. 전기적으로 중성

  b. 전하를 가지고 있지 않기 때문에 전리 작용이 거의 없고 물질 속을 잘 통과한다.

$$^A_Z He \quad \begin{array}{l} \text{질량 수 (A)} = \text{양성자 수} + \text{중성자 수} \\ \text{원자번호 (Z)} = \text{양성자 수} = \text{전자 수} \end{array}$$

(2) 전자

- 전자는 모든 원자에 존재한다. 전자의 무게는 가장 가벼운 수소원자 무게의 약 1/2,000이며, 지름은 수소원자의 약 1/10,000이다.

  ① 전자는 전기량을 가지고 있을 뿐만 아니라 일정한 무게의 질량도 가지고 있는 소립자이다.

② 전자의 전하량 e와 정지 질량 mo의 비를 비전하라 한다.
③ 모든 원자는 원자번호에 해당하는 수 만큼의 전자를 가지고 있다.
④ 전자 수는 특정 원소에 대한 특성을 나타낸다.
> **예** 1번인 수소원자 : 한 개의 전자, 103번인 로렌슘 : 103개의 전자

(3) 동위원소
- 자연 상태로 존재하는 원소에서 전자의 수는 같으나 원자핵의 질량이나 중성자 수가 다른 원소를 동위원소라고 한다.
  ① 동위원소는 원래의 원소와 화학적 성질은 같고 물리적 성질이 다르다.
  ② 화학적인 방법으로는 분리되지 않으므로 물리적인 방법에 의해서 분리한다.

2 원자의 결합

(1) 분자
- 물질을 계속 쪼개어나가 그 물질 본래의 성질을 그대로 유지하고 있는 가장 작은 입자에 이르렀을 때 그 입자를 분자라고 한다.
  ① 분자는 원소들이 화학적으로 결합된 원자의 집합체로 비교적 결합력이 강하다.
  ② 분자와 분자 사이의 힘은 상대적으로 약하다.
  ③ 원자기호를 사용하여 분자를 구성하는 원자의 종류와 수를 나타낸 식을 분자식이라고 한다.
  > **예** H_2O

(2) 이온
- 원자핵 둘레의 전자가 한 원자에서 다른 원자로 이동하여 원자 속의 (+) 전하와 (−) 전하의 숫자가 달라짐으로써 생긴다.
  ① 원자가 최외각 궤도에서 전자를 잃어 전자의 수가 부족한 상태가 되었을 때 양이온이라 하며, 염기(base), 염류(salt), 알칼로이드(alkaloid) 등이 여기에 속한다.
  ② 원자가 최외각 궤도에서 전자를 얻어 전자의 수가 넘치는 상태가 되었을 때 음이온이라고 하며, 황산(SO_4^{2-}), 질산(NO_3^-), 염화이온(Cl^-) 등과 같은 산 라디칼(acid radical)이 여기에 속한다.
  ③ 오른쪽 위에 그 이온이 띠고 있는 전하량을 표시한 것을 이온식이라고 한다.

  ※ 영족 기체(He, Ne, Ar, Kr, Xe, Rn)에 해당하는 극소수의 단체는 기본 구조 단위가 원자로 되어 있지만, 이 밖의 모든 물질은 원자의 집합체로 이루어져 있다.

(3) 해리, 이온화, 전리
  ① 해리 : 이온으로 이루어진 전해질이 물에 녹아 (+) 이온과 (−) 이온으로 나뉘는 현상
  ② 이온화 : 분자 상태의 물질이 물에 녹아 이온이 되는 현상
  ③ 전리 : 전류를 흘렸을 때 어떤 물질이 분자나 이온으로 나누어지는 현상

(4) 이온 결합
  ① 금속성이 큰 원소와 비금속성이 큰 원소 사이에서 이루어지는 결합
  ② 비금속 원자들이 서로 상대 원자에게 전자를 제공하여 전자쌍을 이루고, 이 전자쌍을 공유함으로써 이루어지는 결합

(5) 공유 결합
- 비금속 원자들이 서로 상대 원자에게 전자를 제공하여 전자쌍을 이루고, 이 전자쌍을 공유함으로써 이루어지는 결합

(6) 금속 결합
- 금속원자의 양이온들과 자유전자의 정전기적 인력에 의한 결합

자유전자
- 한 원자에 구속되지 않고 자유로이 움직일 수 있는 전자
- 금속에서 전류가 흐르는 원인이 됨.

(7) 분자 간의 인력 : 반데르발스 결합
① 극성 분자 사이, 비극성 분자 사이, 극성 분자와 비극성 분자 사이에 전기적 인력에 의해 분자가 결합되는 것
② 물질의 결합력 사이에서 가장 약함.
③ 거리의 7제곱에 반비례

(8) 분자 간에 작용하는 힘
① 일시적 쌍극자 : 무극성 분자
② 영구적 쌍극자 : 극성 분자
③ 수소 결합 : H가 N 또는 O 등과 결합할 때

수소 결합
- 극성 분자 간에 작용하는 힘으로 ① H가 관여하고, ② F, O, N이 관여한다.
- 녹는점 등이 높으므로 물증발열이나 비열이 높다.
- 얼음의 밀도가 액체 상태(물)보다 낮다.

2 전기와 전류

1 전기와 전류의 정의

(1) 전기
- 유리막대를 비단 천이나 양털 등에 문지름으로 인해 가벼운 물체를 끌어당기게 되는데, 이것을 전기라고 한다. 즉 전기는 물체가 전기적 현상을 나타나게 하는 원인이다.
  ① 대전 : 중성인 물체가 다른 물체와 접촉 또는 마찰하였을 때 전기를 띠게 되는 현상
  ② 전하 : 대전된 물체가 가지고 있는 전기 또는 그 전기의 양

(2) 전류
- 도체 내에서 전자 또는 전하가 이동하는 현상으로, 어떤 단위 면적 A를 단위 시간 당 통과하는 전하량
  ① 전류의 방향 : (+) 전하에서 (-) 전하로 흐름
  ② 전하의 방향 : (-) 전하에서 (+) 전하로 흐름
  ③ 1[A]는 1초 동안 1[C]의 전하량이 단위 면적을 통과한 것
  ④ 전하(Charge) : 어떤 물체가 갖는 전기량

  ※ 도체에서의 전류 이동 방향은 전자의 이동 방향((-)에서 (+)로 이동)으로 정해야 하지만 프랭클린이 전기 현상을 (+) 전하의 이동((+)에서 (-)로 이동)으로 잘못 이해하고 전류의 방향을 정했기 때문에 관례적으로 지금까지 그대로 사용하고 있다.

2 전류의 이동 방법

(1) 전도 전류
- 열이 서로 접촉되어 있는 물체 사이를 분자운동에 의하여 이동하듯 전기에너지의 기본인 전하가 에너지를 얻어 도체 중을 흐르는 것.
  - 전도 전류가 흐를 때 자계와 열이 발생한다.
    예 저주파 전류, 단파의 전자장 가열법

(2) 이온 전류
- 대류 전류라고도 하며, 전해액이나 혹은 플라스마 중의 이온의 흐름에 의한 전류, 즉 양이온은 음극으로 음이온은 양극으로 흐르면서 전류를 일으킨다.

(3) 변위 전류
- 복사열이 중간에서 다른 매체를 통하지 않고 직접 이동하는 것처럼 유전체 공간 (진공, 공기, 기타 절연체 등)을 통하여 전하가 이동하는 현상

3 전압과 전력, 전원

(1) **전압 [V]** : 전기적인 위치에너지, 도체 내에서 두 점 간의 전위차로 전하를 흐르게 하는 전기적인 힘이다.

(2) **전위차** : 도체 내 특정한 두 점 사이의 전압의 차이

(3) 전압이 높은 곳을 (+), 낮은 곳을 (-)로 한다.

(4) **기전력** : 연속적으로 전압을 만들어 주는 힘 즉, 전위차를 기전력이라 한다.

(5) **전력** : 단위 시간에 소비 또는 변화되는 에너지, 단위는 와트 (watt)이며, [J/sec]와 [W]

(6) **부하** : 전기에너지를 소비하는 모든 장치

(7) **전원** : 부하에 전기에너지를 공급하는 장치

(8) **전압 전원** : 부하에 일정한 크기의 전압을 공급

(9) **전류 전원** : 일정한 크기의 전류를 공급

(10) **직류 (direct current, DC)** : 전자의 흐름이 변하지 않고 약 1초 이상 한 방향으로 일정하게 흐르는 전류

(11) **교류 (alternating, AC)** : 크기 및 극성이 주기적으로 변함.

(12) **전류계** : 전류가 흐르고 있는 회로와 직렬로 연결

(13) 전압계 : 전압을 측정하려는 회로와 병렬로 연결

$$P = W/t = QV/t = VI[W] \quad (\because I=Q/t)$$

4 전기회로의 기본소자

(1) 저항
    ① 저항 : 전기의 흐름을 방해하려고 하는 도체의 성질
    ② 저항의 단위는 $[\Omega]$이며, 옴(ohm)이라고 읽는다.
    ③ $1[\Omega]$의 저항은 $1[A]$의 전류를 흘리는데, $1[V]$의 전압을 요하는 저항의 크기

$$1[\Omega] = 1[V] / 1[A] \quad (R=V/I)$$

    ④ 도체 : 저항률이 $10^{-3}[\Omega cm]$ 보다 작은 물질, 전자가 자유롭게 움직일 수 있는 물질
    ⑤ 반도체 : 저항률이 $10^{-3}[\Omega cm]$에서 $10^{8}[\Omega cm]$ 정도의 물질, 전기 전도도가 도체와 부도체의 중간 정도 되는 물질
    ⑥ 절연체 : 저항률이 $10^{8}[\Omega cm]$ 보다 큰 물질, 전하가 흐르지 못하거나 금속에 비하면 매우 적은 양의 전류가 흐르는 물질

(2) 저항회로
    ① 직렬 연결 회로 : 저항을 전원에 직렬로 연결, 전압을 모두 합한 것이 전체 전압
        등가저항 = 각 저항의 대수적인 합
    ② 병렬 연결 회로 : 저항을 전원에 병렬로 연결
        등가저항의 역수 = 각 저항의 역수의 합

(3) 인덕턴스와 인덕터
    ① 도체에 전기에너지를 가하면 일정한 부분에 전기적인 영향이 나타나는데, 자석과 비슷한 현상이라고 생각하면 된다. 이러한 도체의 성질을 인덕턴스 (inductance)라고 한다.
    ② 인덕턴스의 성질을 나타내도록 만든 실제 소자를 인덕터(inductoe) 또는 코일(coil)이라 한다.
    ③ 인덕턴스의 단위는 [H]이며, 헨리(henry)라고 읽는다.

(4) 커패시턴스와 커패시티
    ① 전기를 모을 수 있는 성질을 커패시턴스 (capacitance)라고 한다.
    ② 커패시턴스의 성질을 나타내도록 만든 실제의 소자를 커패시터(capacitor) 또는 콘덴서(condenser)라고 한다.
    ③ 커패시턴스의 단위는 [F]이며, 패럿(Farad)이라고 읽는다.
    ④ 1[F] : 전위를 1[V] 높이는데, 1[C]의 전하량을 주어야 하는 도체의 전기용량

5 전기치료와 관련있는 전기법칙들

(1) 옴의 법칙(Ohm's Law)

$$V = I \cdot R \text{ (전압 = 전류} \times \text{저항)}$$

① 전류 밀도(J)의 단위 : $[A/m^2]$
② 전계의 단위 : $[V/m]$
③ 도체의 전기저항은 단면적에 반비례하고, 도선의 길이에 비례 $[R = \rho L/S]$
　도체의 저항을 $R[\Omega]$, 길이 $L[m]$, 단면적 $S[m^2]$, 비례상수 ρ
④ 저항률 : 비례상수는 물체의 고유한 저항으로 이것을 그 물체의 저항률이라 한다.
⑤ 도전율 : 저항률의 역수, 전류가 잘 흐르는 척도

*전기 치료 시 도체의 조건 : 저항률은 작고 도전율은 큰 것이 좋음.

(2) 주울의 법칙 (Jolue's Law)
① 전류에 의해 발생하는 열량은 전류의 제곱에 비례한다.
② 전류에 의해 발생하는 열량은 직렬 연결회로에서는 저항의 크기에 비례하고 병렬 연결회로에서는 저항의 크기에 반비례한다.
③ 발생되는 전체 열량은 전류가 통과하는 시간에 비례한다.

$$Q = i^2Rt[J] = 0.24i^2Rt[cal] \quad 1[cal] = 4.2[J]$$

(3) 키르히호프의 법칙 (Kirchhoff's law) ≒ 에너지 보존법칙
① 키르히호프의 제1법칙 (전류의 법칙)
　- 유입하는 전류나 유출하는 전류, 임의의 접합점에서 유입하는 전류의 합은 유출하는 전류의 합과 항상 같다.
② 키르히호프의 제2법칙 (전압의 법칙)
　- 전압 상승의 합 = 전압 하강의 합 (임의의 단일 폐쇄회로에서 전체 소자에 대한 전압의 합은 "0"

(4) 패러데이의 법칙 (Faraday's law) : 유도기전력, 전자장 효과
① 1법칙 : 도체 고정 → 자계 변화 (응용 : 변압기, $V_2/V_1=N_2/N_1$)
② 2법칙 : 자계 고정 → 도체 변화 (응용 : 발전기)
　　　　위 현상→ 전자 유도현상, 발생 전류 → 유도 전류
　　　　감응 전류 이용 → 저주파 치료
　　　　자속 or 자계가 시간적 변화 → 고주파 치료

6 전류의 효과

(1) 열 효과 (Thermal Effect)
① 직접 효과 : 인체 조직의 전기적 저항에 의해 열이 발생

② 간접 효과 : 고주파 통전 시, 전기에너지가 열에너지로 전환
③ 직류와 저주파의 열 : 치료적 가치는 없다.
④ 주파수가 높을수록 열발생 효율이 높다.
⑤ 금속은 온도가 상승할수록 저항률이 증가
⑥ 인간은 피부 온도 상승할수록 피부 저항 감소
⑦ 전기적 저항이 서로 다른 경우 → 저항 낮은 쪽 과도한 전류 (화상)
⑧ 직류와 교류 모두에서 나타남.

(2) 전자기 효과 (Electromagnetic Effect)
① 철편을 흡수하는 성질을 자성이라 하고, 자성을 가진 물체를 자석, 자성을 갖게 하는 원이 되는 것을 자기라 한다.
② 자석의 자극 간에 반발 또는 흡인하는 성질의 힘을 자력이라 한다.
③ 자력이 작용하는 공간을 자기라 하고, 도체에 전류를 흘리면 자석에서처럼 자기가 발생하는데, 이것을 전류의 전자기 효과라고 한다.
④ 고주파 전류에서의 전극의 배치, 전장의 집중, 자기의 방향 결정의 이론적 근거
⑤ 직류와 교류 모두에서 나타난다.

(3) 화학적 효과 (Chemical Effect)
① 조건 : 방향과 크기가 일정한 직류에 의해서만 일어나며, 이온 결합 물질인 전해질의 수용액 내에서 일어난다.
② Risk : 평류 전류 〉 단속 평류 전류 (교류 = 0)
③ 1차 반응 (이온 재배치) : $NaCl \rightarrow Na^+$(음극으로 이동 배치), Cl^- (양극으로 이동 배치)
$$H_2O \rightarrow H^+, OH^-\ 이온으로\ 전리$$
④ 2차 반응 (새로운 물질 생성) : $4Na + 4H_2O \rightarrow 4NaOH + 2H_2$: 음극 [수산화나트륨 & 수소] (염기성 반응)
$$4Cl + 2H_2O \rightarrow 4HCl + O_2 : 양극\ \ [염산\ \&\ 산소]\ (산성\ 반응)$$

◎ 단위 : 힘(F) → neuton[N], 에너지(W) → Joule[J], 전력(P) → watt[W],
전하 (Q) → coulomb[C], 전류 (I) → ampere[A], 전압 (V) → volt[V],
저항 (R) : ohm(Ω), (유도)기전력의 단위 → Volt[V],
인덕턴스 (inductance) → henry[H], 커패시턴스 (capacitance) → farad[F],
기전류 → mA 혹은 mV, 시치와 이용 시 → msec 또는 sigma

CHAPTER 02 단원정리문제

01 혼합물에 대한 설명으로 맞는 것은?

① 물체를 이루는 기본 재료이다.
② 두 종류 이상의 원소로 이루어진 순물질이다.
③ 우유나 식초와 같이 몇 종류의 물질이 섞여 있다.
④ 산소와 같이 한 종류의 물질로만 되어 있다.
⑤ 물질에 따라 녹는점, 끓는점, 밀도 등이 일정하다.

02 물질의 기본구조와 결합에 대한 설명 중 맞는 것은?

① 원자핵은 원자의 중심에 자리 잡고 있으며, 중성자로 이루어져 있다.
② 중성자는 전하를 가지고 있지 않기 때문에 전리작용이 거의 없고 물질 속을 잘 통과한다.
③ 양성자의 수는 항상 원자핵 주위를 도는 전자의 수와 같다.
④ 동위원소는 화학적인 방법에 의해서 분리한다.
⑤ 전자는 전기량을 가지고 있지만, 서로 다른 무게의 질량을 가지고 있는 소립자이다.

03 원소기호의 표기에 대한 설명 중 맞는 것은?

① 질량 수 = 양성자 수 + 중성자 수
② 원자번호(Z) = 전자 수
③ 원소기호의 왼쪽 위에 원자번호를 표시
④ 원소기호의 왼쪽 아래에 질량 수를 표시
⑤ 원자번호 = 양성자 수

단원정리문제 해설

▶ - 물질(matter) : 물체를 이루는 기본 재료
- 순물질(pure matter) : 한 종류의 물질로만 되어 있음.
- 혼합물(mixture) : 몇 종류의 물질이 섞여 있음.
- 화합물(compound) : 두 종류 이상의 원소로 이루어진 순물질
- 혼합물은 물질의 종류와 섞인 비율에 따라 다르다.

▶ - 동위원소는 원래의 원소와 화학적 성질은 같고 물리적 성질이 다르기 때문에 화학적인 방법으로는 분리되지 않으므로 물리적인 방법에 의해서 분리한다.
- 양성자와 중성자로 이루어져 있음.
- 특별한 경우를 제외하고는 원자핵 주위를 도는 전자의 수와 같음.
- 일정한 무게의 질량도 가지고 있는 소립자임.

▶ 질량 수 = 양성자 수 + 중성자 수

정답 : 1_③ 2_② 3_①

04 원자와 분자들의 결합에 대한 설명 중 맞는 것은?

① 수소결합은 녹는점 등이 높으므로 물중 발열이나 비열이 낮다.
② 반데르발스 결합은 분자가 결합되는 것으로 물질의 결합력 사이에서 가장 강하다.
③ 이온결합은 금속성이 큰 원소와 비금속성이 큰 원소 사이에서 이루어지는 결합이다.
④ 공유결합은 금속원자의 양이온들과 자유전자에 의한 결합이다.
⑤ 수소결합 때문에 얼음의 밀도가 물보다 높다.

05 전류에 대한 설명 중 맞는 것은?

① 전류는 단위 면적에 단위 시간 당 통과하는 저항의 양이다.
② 전류의 방향은 (−) 전하에서 (+) 전하로 흐른다.
③ 이온전류가 흐를 때 자기와 열이 발생한다.
④ 전도전류는 유전체 공간을 통하여 전하가 이동하는 현상이다.
⑤ 변위전류는 양이온은 음극, 음이온은 양극으로 흐르면서 전류를 일으킨다.

06 전기단위의 연결이 맞는 것은?

① 힘 (F) → H
② 전력 (P) → W
③ 전하 (Q) → A
④ 커패시턴스 → F
⑤ 기전류 → V

단원정리문제 해설

▶ - 공유결합 : 비금속 원자들이 서로 상대 원자에게 전자를 제공하여 전자쌍을 이루고, 이 전자쌍을 공유함으로써 이루어지는 결합
- 금속결합 : 금속원자의 양이온들과 자유전자의 정전지적 인력에 의한 결합

▶ 도체에서의 전류 이동 방향은 전자의 이동 방향으로 정해야 하지만 프랭클린이 전기 현상을 (+) 전하의 이동으로 잘못 이해하고 전류의 방향을 정했기 때문에 관례적으로 지금까지 그대로 사용하고 있다.
- 전류의 방향 : (+) 전하에서 (−) 전하로 흐름
- 전하의 방향 : (−) 전하에서 (+) 전하로 흐름

▶ 커패시턴스 → F
• 단위
힘 (F) → neuton[N]
에너지 (W) → Joule[J]
전력 (P) → watt[W]
전하 (Q) → coulomb[C]
전류 (I) → ampere[A]
전압 (V) → volt[V]
저항 (R) - ohm[Ω]
(유도)기전력의 단위 → Volt[V]
인덕턴스 (inductance) → henry[H]
커패시턴스 (capacitance) → farad[F]
기전류 → mA 혹은 mV
시치와 이용 시 → msec 또는 sigma

정답 : 4_③ 5_① 6_②

07 1,600[W]의 적외선등에 200[V]의 전압을 가하였다면 흐르는 전류의 양은 얼마인가?

① 1[A]　　　② 2[A]　　　③ 4[A]
④ 6[A]　　　⑤ 8[A]

▶ I = P/V = 1,600/200 = 8[A]

08 용어에 대한 설명으로 맞는 것은?

① 전압계는 전압을 측정하려는 회로와 병렬로 연결한다.
② 전압 [V]은 높은 곳을 (−), 낮은 곳을 (+)로 한다.
③ 직류는 크기와 극성이 항상 일정하다.
④ 전위차는 도체 내 특정한 두 점 사이의 전원의 차이이다.
⑤ 전압 전원은 부하에 일정한 크기의 전류를 공급한다.

▶ - 전류계 : 전류가 흐르고 있는 회로와 직렬로 연결
　- 전압계 : 전압을 측정하려는 회로와 병렬로 연결

09 Jolue's Law에 대한 설명으로 맞는 것은?

① 전류에 반비례
② 병렬 연결 회로에서는 저항에 비례
③ 전체 열량은 전류가 통과하는 시간에 반비례
④ 1[cal]는 3.2[J]이다.
⑤ 병렬 연결 회로에서는 저항에 비례

▶ 전류의 제곱에 비례
$Q = i^2Rt[J] = 0.24i^2Rt[cal]$
$1[cal] = 4.2[J]$

정답 : 7_⑤　8_③　9_②

10 도체의 저항과 관련이 없는 것은?

① 전압의 크기
② 도체의 구성 성분
③ 도체의 단면적
④ 물체의 가속도
⑤ 도선의 길이

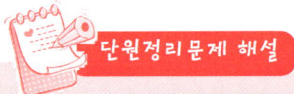

▶ 도체의 전기저항은 단면적에 반비례하고 도선의 길이에 비례. R=ρL/S
도체의 저항 R[Ω], 길이 L[m], 단면적 S[m²], 비례상수 ρ

11 전류의 효과에 대한 설명 중 맞는 것은?

① 교류의 전류에서는 화학적 효과가 있다.
② 직류에서 열효과와 전자장 효과는 없다.
③ 화학적 효과는 교류에서 최대이다.
④ 온도가 상승할수록 금속은 저항률이 증가하고, 인간의 피부는 저항이 감소한다.
⑤ 주파수가 높을수록 열발생 효율이 낮다.

▶ 전류의 모든 형태에서 열효과와 전자장 효과는 있지만 직류와 저주파의 열은 치료적으로 가치가 없다

10_④ 11_④

Chapter 3

의용전류

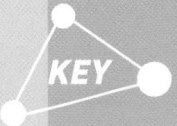

■ 본격적으로 전기를 치료에 응용하는 부분입니다. 전류와 전기치료에서 사용되고 있는 전류의 종류를 비교하고, 각각의 효과를 설명하는 것은 중요합니다. 이번 chapter에서는 직류와 교류, 인체에 영향을 주는 여러 가지 변수들에 대하여 알아보겠습니다.

꼭! 알아두기

1. 직류와 교류
2. 맥동과 관계있는 변수들의 정의 (위상기간, 맥동기간 등)
3. 저주파, 중주파, 고주파의 주파수 범위
4. 파형, 진폭, 강도, 위상기간, 위상전하, 주파수, 경사시간이 인체에 미치는 영향
5. 활동주기 공식
6. 전기자극에 의한 운동단위의 동원

CHAPTER 03 의용전류

1 의용전류

1 의용전류의 분류

(1) 직류 (Direct Current) = 갈바니 전류 = 평류 = 연속전류
  - 전류의 흐름이 바뀌지 않고 하전된 입자들이 약 1초 이상 한 방향으로 지속적으로 흐르는 전류

  〈 직류의 2가지 기본형 〉
    - 지속형 직류 (A) : 최소한 1초 이상 한 방향으로 흐르는 전류
    - 역전형 직류 (B) : 1초 이상 한 방향으로 흐른 다음 극성이 바뀌는 직류

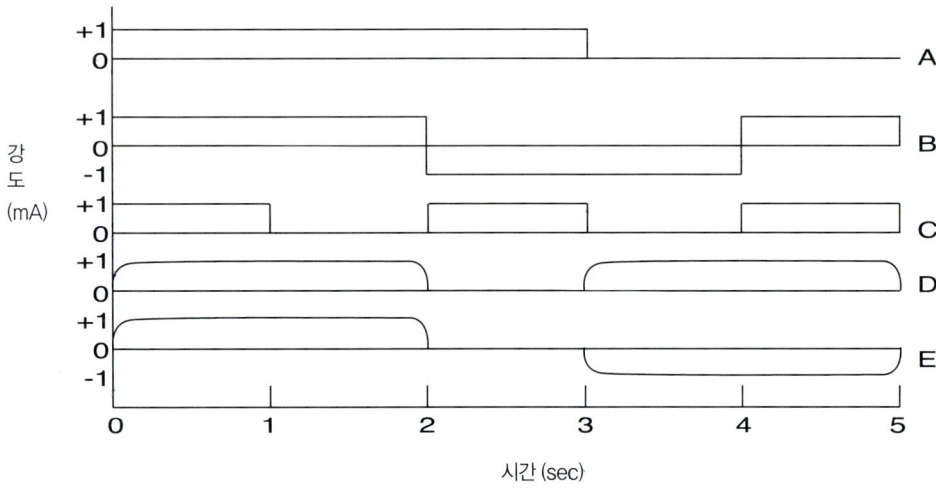

  〈 직류의 3가지 변형형 〉
    - 단속형 직류 (C) : 지속형 직류를 약 1초 혹은 1초 이상의 간격으로 단속하여 중간에 전류의 흐름이 잠시 중단되도록 한 직류
    - 경사형 단속 직류 (D) : 전류의 시작 부분과 끝 부분에서 완만한 상승과 하강이 일어나도록 고안된 직류
    - 경사형 역전 단속 직류 (E) : 경사형 단속 직류가 1초 혹은 1초 이상 흐른 다음 방향이 주기적으로 바뀌는 직류

- 단속형 직류는 전기 진단이나 치료 시 변성근의 최소가시 수축을 유발한다.
- 화학적 효과는 연속형 직류에서 가장 크다.
- 직류는 피부를 통해 약물을 흡수시키거나 (이온도입법), 시간에 따라 전류를 적당히 단속시켜 탈신경근을 치료하는데 사용

  *직류의 한 방향성 성질은 각각의 전극 밑에 있는 조직 내 잔류 전하를 생성시켜 화학적 효과를 나타내는 원인이 된다.

(2) 교류 (Alternating Current)
- 최소한 1초 이내에 한번 이상 하전된 입자의 흐르는 방향이 바뀌고 한 주기 내에서는 단속이 없는 양방향성 전류

(3) 맥동전류 (Pulsatile Current)
- 한 방향 또는 방향이 전환되는 전류가 아주 짧은 시간 동안 주기적으로 단절되는 전류로 단위 ms, μs 이다.

① 파형

  a. 단상파 (monophasic wave)
    - 기저선을 중심으로 음이나 양 어느 한 방향으로만 전류가 흐르고, 하나의 맥동에 하나의 위상만을 가지고 있는 파
    - 전류의 지속 시간이 매우 짧기 때문에 직류에서와 같은 극성 효과는 거의 없거나 아주 미약하다.

  b. 양상파 = 이상파 (biphasic wave)
    - 양 위상과 음 위상이 반복되면서 두 방향으로 흐르는 교류형 맥동전류
    - 화학적 효과 거의 나타나지 않는다.
      ⅰ) 대칭 이상파 (symmetric biphasic pulse)
        • 맥동의 두 위상과 형태가 서로 거울에 비친 것처럼 정확하게 일치함.
      ⅱ) 비대칭 이상파 (asymmetric biphasic pulse)
        • 맥동의 두 위상과 형태가 서로 동일하지 않을 경우

  c. 다상파 (polyphasic wave)
    - 적어도 3개 이상의 위상이 하나의 맥동을 이루는 파

② 위상기간 : 맥동전류와 교류 전류에서 전류가 0선을 떠나서 0선으로 되돌아 오기까지
③ 맥동기간 : 한 개의 맥동이 시작하여 끝날 때까지의 기간
④ 주기 : 한 위상에서 0선을 떠나 기본선에 도달한 다음 방향을 반대쪽 위상으로 바꾸어 다시 0선에 도달하는 데 걸리는 시간
⑤ 위상간 간격 : 위상과 위상 사이의 간격(맥동간 간격보다 작다.)
⑥ 맥동간 간격 : 맥동과 맥동 사이의 간격
⑦ 돌발간 간격 : 다상 맥동이 끝난 시기부터 다음 다상 맥동이 시작되기까지의 간격
⑧ 맥놀이 간격 : 맥놀이 중심부에서 다음 맥놀이 중심부까지
⑨ 강도 증가시간 : 0선에서 정점 강도까지의 시간
⑩ 강도 감소시간 : 정점 강도에서 0선까지의 시간

2 주파수에 따른 분류

(1) 저주파 : 1,000Hz 이하, 신경·근육 전기적 자극 (역학적 효과)

> 예 단속평류, 감응, 정현파 (1,000Hz 이하), 펄스파

*펄스파 : 전압, 전류의 강도가 매우 높은 반면 지속 시간 짧다. 현재 전기 치료 많이 사용

(2) 중주파 : 1,000~100,000Hz 사이
(3) 고주파 : 100,000Hz 이상, 심부열 투여 목적

① 장파 : 3~30MHz (파장 : 100~10m)
② 단파 : 10~100MHz (일반적 : 27.12MHz)
③ 초단파 : 30~300MHz
④ 극초단파 : 300~3,000MHz (고주파 심부투열기 중 주파수 최대)
⑤ 초음파 : 20,000Hz 이상

3 전압 또는 전류의 크기에 의한 분류

(1) 저전압 전류 : 전압이 100V 이하 전원   예 직류 & 저주파 전류
(2) 고전압 전류 : 전압이 수 백V 이상 전원   예 고주파 전류 & 정전기
(3) 저전류 : 전류의 세기가 1~30mA   예 저주파
(4) 고전류 : 전류의 세기가 500~2000mA   예 고주파

---

2 전기치료와 관련된 여러 가지 매개 변수

1 단일맥동과 관련있는 변수들

(1) 파형의 선택
① 외상을 치유하려고 하는 경우처럼 특수한 전기·화학적 효과들을 필요로 할 때는 반드시 직류나 단상파형을 선택해야지 양상 파형을 선택하면 안 된다.
② 치료 목적이 파형의 선택을 결정하는 요소가 아닐 경우에는 보유하고 있는 전기치료 장비들 가운데서 환자가 가장 좋아하는 파형을 선택한다.
③ 사람마다 편안하게 느끼는 파형이 다르다.

(2) 진폭
① 환자에게 적용되는 파형의 전압 또는 전류 강도를 말한다.
② 정점진폭이 높으면 높을수록 조직으로 잔류 전류가 더 깊게 침투된다.
③ 조직의 전기전도성 또한 전류의 침투 깊이에 영향을 주는 한 요소이다.
④ 전극 밑의 조직이 지방조직이나 뼈와 같이 전기전도성이 낮은 조직이라면 고전압 출력이라 하더라도 저전압 출력이 침투하는 깊이보다 더 깊은 침투가 일어나지 않는다.

⑤ 문턱값 이하의 너무 낮은 정점진폭은 조직을 흥분시키지 못하고 반대로 너무 높은 정점진폭은 통증을 유발하여 기대하는 반응을 얻지 못한다.
⑥ 신경섬유를 흥분시키는데 필요한 전류의 크기는 섬유의 직경에 반비례한다.

(3) 강도 증가시간과 감소시간
① 신경막들은 전류의 유도가 오랜 시간 동안 천천히 일어날 경우에는 문턱값의 자동적 증가를 통하여 그 자극에 적응함으로써 반응을 일으키지 않고 순응하게 된다.
② 지속적인 반응을 일으키기 위해서는 시간의 경과에 따라 진폭을 크게 증가시킴으로써 적응을 방지할 수 있다.
③ 탈신경 지배근육에서는 적응 현상이 나타나지 않으므로 진폭의 증가율이 작더라도 진폭이 증가함에 따라 문턱값이 낮은 근육부터 선택적으로 흥분이 일어난다.

(4) 위상기간
① 위상기간이 짧으면 짧을수록 감각, 운동, 통증 섬유들이 구별할 수 있는 선택의 폭이 커진다.
② 직경이 큰 감각신경을 흥분시키기 위해서는 자극시간이 짧아도 되지만, Aδ나 C섬유와 같이 직경이 작은 구심성 신경은 긴 자극시간이 필요하다.
③ 자극의 구별은 20~200μs 범위 내의 위상기간이 효과적이다.
④ 1,000μs (1ms)를 초과하는 위상기간에서는 구별 능력이 상실된다.
⑤ 위상기간은 전기자극 시 환자가 느끼는 안락함에도 영향을 미치는데, 안락함은 위상기간이 짧으면 증가하고, 위상기간이 길어지면 감소한다.
⑥ 치료에서 기대하는 생리적 반응을 일으키기 위해서는 위상기간이 길면 강도를 낮게 하고, 위상기간이 짧으면 강도를 높게 해야 한다. 즉 강도와 기간은 서로 역비례의 관계에 있다.

(5) 위상전하
① 조직으로 전달된 전기에너지의 양
② 최대 위상전하의 크기에 따라 기계는 약한, 중등도, 강함으로 분류된다.
③ 너무 과도한 위상전하는 조직 손상을 가져온다.
④ 감각, 운동, 통증 반응을 유발시키는데 필요한 전하의 양은 문턱값 범위 내에서는 맥동과 위상기간이 감소되는 것 만큼 감소한다.
⑤ 이는 맥동과 위상기간이 짧아짐으로써 조직의 임피던스가 낮아져 흥분성을 위해 요구되는 전하의 크기가 작아지기 때문이다.

2 맥동열과 관계있는 변수들

(1) 맥동간 간격과 돌발파간 간격
① 맥동간 간격 : 한 맥동이 끝나는 시점에서 다음 맥동이 시작되는 시점까지 경과된 시간
② 돌발파간 간격 : 한 돌발파가 끝나는 시점에서 다음 돌발파가 시작되는 시점까지 경과된 시간
③ 맥동간 간격이 감소되면 전류가 흐르는 시간이 증가되어 전기 자극에 의한 피로가 커진다.
④ 맥동 전류에서의 극성 효과는 직류에서와 같이 크지 않다.

(2) 주파수
① 맥동주파수는 1초 동안 인체에 유도되는 맥동의 수로, 초당 맥동 (PPS)이나 맥동률과 관계가 있다.
② 주파수는 근반응의 질 즉, 최소가시 수축이나 강축을 결정하는 요소로써 주파수가 증가함에 따라 근반응은 최소가시 수축에서 강축으로 변한다.
③ 자세근들은 약 75msec의 느린 최소가시 수축시간을 가지고 있기 때문에 초당 13~15회의 맥동에서 강축이 일어나고, 반대로 손에 있는 근육들처럼 25msec 정도의 빠른 최소가시 수축시간을 가지고 있는 근육들은 초당 40회 정도의 맥동에서 강축이 일어난다.
④ 조직에서의 용량 리액턴스는 주파수에 반비례하기 때문에 임피던스는 주파수가 증가하면 감소된다.

(3) 활동주기 = 순환주기 (duty cycle)
 - 전류가 실제로 통전된 시간을 전체시간에 대한 %로 나타낸 것이다.
 활동주기 = 통전시간 / (통전시간 + 단락 시간) × 100

(4) 경사시간
① 전류가 서서히 정점진폭에 이르면 생리적으로 좀 더 정상적인 운동 동원을 일으켜 부드러운 근수축이 일어나도록 한다.
② 경련성 근육의 길항근을 전기자극하고자 할 때는 8~10초 정도의 경사 증가시간이 추천되고 있다. 이것은 갑작스런 신장으로 인해 경련성 근육 내의 근방추가 활성화되는 것을 피하기 위함이다.
③ 강축 상태에서 갑자기 신장시키면 더 수축이 일어나서 더 심해지므로 천천히 한다.

운동 단위 (motor unit)의 동원

• 수의적 근 수축 : Type I 수축 후 → Type II 수축
• 전기 자극에 의한 수축 : Type II 수축 후 → Type I 수축
 └ 문제점 : Type II부터 수축하기 때문에 금방 피곤해 진다.

CHAPTER 03 단원정리문제

01 전기 진단이나 치료 시 변성근의 최소가시 수축을 유발하며, 지속형 직류를 약 1초 혹은 1초 이상의 간격으로 단속하여 중간에 전류의 흐름이 잠시 중단되도록 한 직류는 무엇인가?

① 지속형 직류 ② 역전형 직류 ③ 단속형 직류
④ 교류 ⑤ 맥동전류

▶ - 지속형 직류 : 최소한 1초 이상 한 방향으로 흐르는 전류
- 역전형 직류 : 1초 이상 한 방향으로 흐른 다음 극성이 바뀌는 직류
- 단속형 직류 : 지속형 직류를 약 1초 혹은 1초 이상의 간격으로 단속하여 중간에 전류의 흐름이 잠시 중단되도록 한 직류

02 맥동전류의 파형 중에서 적어도 3개 이상의 위상이 한 군을 이루는 파형은 무엇인가?

① 단상파 ② 다상파 ③ 이상파
④ 대칭 이상파 ⑤ 비대칭 이상파

▶ - 단상파 : 하나의 맥동에 하나의 위상만을 가지고 있는 파
- 이상파 : 양위상과 음위상이 반복되면서 두 방향으로 흐르는 교류형 맥동 전류
- 대칭 이상파 : 맥동의 두 위상과 형태가 서로 거울에 비친 것처럼 정확하게 일치함.
- 비대칭 이상파 : 맥동의 두 위상과 형태가 서로 동일하지 않을 경우

03 다음 용어에 대한 설명으로 맞지 않는 것은?

① 위상간 간격은 위상과 위상 사이의 간격이다.
② 돌발간 간격은 다상 맥동이 끝난 시기부터 다음 다상 맥동이 시작되기까지의 간격이다.
③ 위상기간은 맥동 전류와 교류전류에서 전류가 0선으로 되돌아오기까지이다.
④ 강도 증가시간은 0선에서 정점 강도까지의 시간이다.
⑤ 주기는 한 개의 맥동이 시작하여 끝날 때까지의 기간이다.

▶ - 주기 : 한 위상에서 0선을 떠나 기본선에 도달한 다음 방향을 반대쪽 위상으로 바꾸어 다시 0선에 도달하는 데 걸리는 시간
- 맥동기간 : 한 개의 맥동이 시작하여 끝날 때까지의 기간
- 맥동간 간격 : 맥동과 맥동 사이의 간격
- 맥놀이 간격 : 맥놀이 중심부에서 다음 맥놀이 중심부까지
- 강도 감소시간 : 정점 강도에서 0선까지의 시간

정답 : 1.③ 2.② 3.⑤

04 1,000Hz 이하의 주파수로 역학적 효과를 기대할 수 있는 주파수는?

① 중주파 ② 극초단파 ③ 저주파
④ 초음파 ⑤ 단파

▶ - 중주파 : 1,000~100,000Hz 사이
- 고주파 : 100,000Hz 이상
- 장파 : 3~30MHz
- 단파 : 10~100MHz
- 초단파 : 30~300MHz
- 극초단파 : 300~3,000MHz
- 초음파 : 20,000Hz 이상

05 전기치료 시 환자에게 영향을 미치는 요소에 대한 설명으로 맞지 않는 것은?

① 진폭 증가율을 크게 증가시킴으로써 적응을 방지할 수 있다.
② 정점진폭이 높으면 높을수록 조직으로 잔류 전류가 더 깊게 침투된다.
③ 신경섬유를 흥분시키는데 필요한 전류의 크기는 섬유의 직경에 비례한다.
④ 치료 목적이 파형의 선택을 결정하는 요소가 아닐 경우에는 환자가 가장 좋아하는 파형을 선택한다.
⑤ 탈신경 지배근육에서는 문턱값이 낮은 근육부터 선택적으로 흥분이 일어난다.

▶ 신경섬유를 흥분시키는데 필요한 전류의 크기는 섬유의 직경에 반비례한다. 왜냐하면 큰 직경을 가진 신경은 작은 직경을 가진 신경보다 단면적이 넓어 저항이 더 작기 때문이다. 그러므로 직경이 큰 감각신경섬유들이 직경이 작은 통증섬유보다 먼저 흥분한다.

06 위상기간에 대한 설명으로 맞는 것은?

① 강도와 기간은 서로 비례의 관계에 있다.
② 자극의 구별은 30~300μs 범위 내의 위상기간이 효과적이다.
③ 환자의 안락함은 위상기간이 짧으면 감소하고 위상기간이 길어지면 증가한다.
④ 위상기간이 짧으면 짧을수록 감각, 운동, 통증 섬유들이 구별할 수 있는 선택의 폭이 커진다.
⑤ Aδ나 C섬유와 같이 직경이 작은 구심성 신경을 흥분시키기 위해서는 짧은 자극시간이 필요하다.

▶ 강도와 기간은 서로 역비례의 관계에 있다. 치료에서 기대하는 생리적 반응을 일으키기 위해서는 위상 간이 길면 강도를 낮게 하고, 위상기간이 짧으면 강도를 높게 해야 한다

정답 : 4_③ 5_③ 6_④

07 인체에 영향을 주는 전기치료와 관련된 매개 변수들에 대한 설명 중 맞는 것은?

① 맥동간 간격이 감소되면 피로가 작아진다.
② 맥동전류에서의 극성 효과는 크다.
③ 주파수가 증가함에 따라 근반응은 최소가시 수축에서 강축으로 변한다.
④ 임피던스는 주파수가 감소하면 증가된다.
⑤ 자세근들은 약 75msec의 빠른 최소가시 수축시간을 가지고 있기 때문에 초당 13~15회의 맥동에서 강축이 일어난다.

08 이온도입법을 이용하여 약물을 흡수시키는 화학적 효과가 좋은 전류는?

① 교류　　② 맥동전류　　③ 고주파
④ 직류　　⑤ 활동전류

09 500Hz 단속 직류로 환자치료 시 순환 주기 50%일 때 통전시간은?

① 1ms　　② 2ms　　③ 3ms
④ 4ms　　⑤ 5ms

10 치료 목적 달성을 위해 전류에 의한 실제 총 자극시간으로 10분이 필요하다. 현재 사용하려고 하는 자극기의 전류 통전시간은 15초이고, 통전-단락 비율은 1:4이다. 치료 목적을 달성하기 위해서 전체 치료시간으로는 얼마가 필요한가?

① 10분　　② 20분　　③ 30분
④ 40분　　⑤ 50분

단원정리문제 해설

▶ 맥동전류에서의 극성 효과는 직류에서와 같이 크지 않다. 왜냐하면 전류가 흐르는 한 주기 동안, 직류에는 없는 짧은 맥동 내 간격과 맥동간 간격이 있어 위상과 위상 사이 혹은 맥동과 맥동 사이에서 조직이 화학적 효과를 중화시킬 수 있는 시간을 가질 수 있기 때문이다. 즉, 조직 내에 잔존 전하의 축적이 작아 화학적 효과가 감소된다.

▶ 직류의 한 방향성 성질은 각각의 전극 밑에 있는 조직 내 잔류 전하를 생성시켜 화학적 효과를 나타내는 원인이 된다. 직류는 피부를 통해 약물을 흡수시키거나(이온도입법), 시간에 따라 전류를 적당히 단속시켜 탈신경근을 치료하는데 사용한다.

▶ 1초에 500번 진동, 1번의 진동시간은 0.002s, 즉 500Hz = 2ms
총 주기시간은 2ms. 순환주기가 50%이므로 통전시간은 1ms
50% = x / 2ms (통전 시간 + 단락시간) × 100

▶ 통전시간이 15초이고 통전-단락 비율이 1:4이므로 단락시간은 60초이다.
활동주기 = 15/ (15 + 60) × 100 = 20%,
활동주기가 20%이므로 전체 통전시간의 1/5이 실제 자극시간. 그러므로 10분 간의 자극시간을 달성하기 위해서는 전체 치료시간은 50분이 필요하다.

정답 : 7.③ 8.④ 9.① 10.⑤

MEMO

Chapter 4
전기치료기 및 주변기기

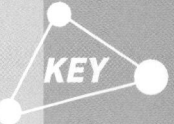

- 각각의 전기치료기마다 치료에 사용되는 전류의 생성원리가 다르기 때문에 전류를 생성시키는 구성 부품들도 다릅니다. 어떻게 구성되어 있는지, 사용하는 데 주의할 점은 무엇인지 알고 가도록 합시다. 이번 chapter에서는 전기자극치료기의 일반적 구조의 이해와 부속품의 종류와 특징, 전기치료의 적응증과 금기증, 주의점 등을 알아보도록 하겠습니다.

   꼭! 알 아 두 기

1. 전도 코드와 케이블의 특성
2. 전극의 종류와 특성
3. 전극선택 시의 고려할 점
4. 전류밀도와 전류 강도, 전극의 크기와 거리의 관계
5. 전기치료의 종류와 적용 효과
6. 전기치료의 적응증과 금기증
7. 전기치료 시 위험과 치료원칙
8. 거시감전과 미시감전

CHAPTER 04 전기치료기 및 주변기기

1 전기치료기의 구성과 주변기기

1 전기치료기의 기본 구성

(1) 전원 스위치 : 자극기에 전원을 공급
(2) 시간조절기 : 자극기가 작동되는 전체 시간을 조절
(3) 작동 모니터링 램프 : 전류가 공급되는 동안 램프가 반짝이면서 치료가 진행 중임을 알려주는 램프
(4) 주파수 조절기 : 환자에게 적용할 주파수를 조절하는 스위치
(5) 모드 변환스위치 : 자극기의 종류에 따라 기능이 다르므로 첨부된 사용설명서를 참고해야 한다.
(6) 전류계 : 저주파 치료기의 전류계는 치료기에서 환자에게 공급되고 있는 전류의 양을 나타낸다.
(7) 출력 표시 램프 : 작동 모니터링 램프와 비슷한 기능을 가지고 있는 램프로 현재 출력이 기계로부터 송출되고 있음을 표시
(8) 채널 변환스위치 : 한 개 채널 이상의 자극기에 부착된 스위치로 치료에 사용할 채널을 선택하는 기능을 가지고 있음.
(9) 영점 출발 표시 램프 : 환자에게 적용할 전류 강도를 조절하는 스위치
(10) 출력 단자 : 치료기로부터 케이블이나 전기 코드를 연결하여 환자에게 전류를 공급할 수 있는 단자

2 전기치료기의 부속품

(1) 전도 코드와 케이블
　① 전도 코드 (Conducting cords)
　　a. 저주파 (저압전류)나 간섭전류 등을 유도할 때 많이 사용
　　b. 치료사가 극성을 구별하기 쉽도록 서로 다른 색을 사용
　② 케이블 (Cables)
　　a. 고전압을 전송하는 것이므로 전기의 누전에 주의
　　b. 전도 케이블 (conducting cable) : 단파를 환자에게 공급할 때 사용, 전기 코드보다 좀 더 두껍고 강력하게 절연
　　c. 동축 케이블 (coaxial cable) : 고주파 전류를 흐르게 할 때 전류가 도체의 표면 부근만을 흐르는 표피 효과 감소 목적, 초음파 극초단파를 환자에게 유도할 때 이용

(2) 전극의 종류
　① 금속판 전극
　　a. 금속판을 견고하게 하여 환자에게 접촉되는 전극면을 제외한 나머지 면은 모두 고무덮개로 싸서 절연한 전극
　　b. 피부와 금속이 접촉되는 부위는 수돗물 또는 0.9% 소금물에 적신 스펀지 혹은 팰트패드로 감싸서 전도성을 높여 사용
　　　　*증류한 물 사용 안 됨 : 증류한 순수한 물에는 자유 이온이 없어서 전도성이 없기 때문
　　c. 저주파 치료에 많이 이용
　　d. 값이 저렴하다는 장점
　　e. 금속판 전극은 유연성이 적어 신체의 굴곡진 부위에 밀착해서 접촉하기 어렵다.
　　f. 환자에게 적용 시 안락감이 없다.
　　g. 아주 작은 부위의 치료를 위한 소형 전극을 만들기가 어렵다.
　② 탄소-실리콘 고무 전극
　　a. 실리콘 고무의 한 면에 작은 탄소 입자를 붙여 만든 전극
　　b. 임상에서 폭 넓게 사용됨.
　　c. 다양한 형태와 크기로 제작할 수 있기 때문에 신체의 각 부위에 적절하게 사용할 수 있다.
　　d. 젖은 스펀지나 전기 전도성 매질을 사용하여 피부에 접촉시켜 사용
　　e. 1년 정도의 수명을 가지고, 이후에는 탄소가 일부 소실되어 열점(hot spots)을 형성하는 단점이 있다.
　③ 접착성 전극
　　a. 금속박이나 금속망, 전도성 카라야를 접착성 표면에 부착시킨 것으로 일회용 전극과 재사용 전극이 있다.
　　b. 사용이 간편하다.
　　c. 탄력 밴드나 접착성 테이프를 이용해 전극을 고정시킬 필요가 없다.
　　d. 일회용 전극일 경우 한번 사용하고 버림으로써 비용이 많이 든다.
　　e. 재사용 전극은 위생의 문제 때문에 가능하면 같은 사람에게 사용
　　f. 탄소-실리콘의 경우 피부 과민성을 호소하는 환자가 10~20%인 반면 카라야 전극을 사용했을 때는 1~2%였다고 함.

(3) 전극 선택 시의 고려점
　① 운동 수준의 자극이 필요할 경우에는 가능하면 저항이 낮아야 한다.
　② 감각 운동 수준의 자극을 목적으로 할 때는 저항이 큰 변수가 되지 않는다.
　③ 최적의 전극은 전류의 흐름이 전극의 표면 모든 부위에서 일정하게 흐르는 전극이다.

(4) 전극의 크기와 전류밀도
　① 전류밀도 : 전극 아래 농축된 전류의 양, 즉 인체 조직의 특정 단위 면적을 통하여 이동한 전하의 양
　② 전류밀도는 전극의 표면적에 반비례, 전류강도의 제곱에 비례
　　a. 큰 표면적의 전극 (분산 적극 = 비활성 전극) : 전류밀도 낮음.
　　b. 작은 표면적의 전극 (활성 전극) : 전류밀도 높음.

③ 두 전극 멀수록 전류밀도 감소, 가까우면 증가
④ 두 전극을 평면 위에 위치하면 피부나 표피에서 최대
⑤ 두 전극을 매우 가깝게 배치 시 인접 전극 모서리 사이 최대 ("모서리 효과, edge effect)
   → 작열감 호소, 물집, 화상의 원인
   예 - 아래팔에 있는 작은 근육 자극 시
      : 3인치 정도의 큰 전극 사용하면 주위의 불필요한 근육들에서도 자극이 유발됨.
   - 넙다리곧은근 (대퇴직근 ; rectus femoris)에 있는 큰 근육의 자극 시
      : 강축성 수출을 유발하고자 할 때는 큰 전극 사용할 때 환자에게 안락감을 준다.

2 전기치료의 적응증과 금기증

1 전기치료의 적응증과 금기증

- 전기근육자극 (EMS) : 탈신경된 근육자극
- 전기자극 (ESTR) : 부종 제거, 순환의 증가, 상처 관리
- 신경 근전기자극 (NMES) : 신경 지배가 정상인 근육의 전기자극을 통하여 근력 증강을 포함한 근육의 기능 회복, 경축 감소, 위축 방지, 근육의 재교육
- 기능적 전기자극 (FES) : 하운동신경원(LMN)의 기능은 정상이나 상운동신경원 (UMN)의 병변인 환자에게 기능적 활동을 제공하기 위하여 적용
- 경피신경 전기자극 (TENS) : 감각신경의 선택적 자극을 통한 통증 경감
- 은침형 전극 전기자극 (SSP) : 침 효과를 대신하기 위하여 은으로 된 원뿔 모양의 전극을 이용한 치료법
- 극저전류 자극 (MENS) : 세포 수준의 미세한 전류를 이용하여 손상된 세포의 전압을 정상 수준으로 회복시킴으로써 이온 통로를 활성화시켜 조직의 세포 수복을 촉진
- 역동 전류치료 : 정현파를 정류기로 정류시켜 사용, 진통, 혈액 순환 증진, 부종 완화, 근자극

(1) 전기자극의 적응증 (목적)
- 통증 관리
- 근력 증강
- 탈신경근의 자극
- 상처 치유
- 골절 치유
- 순환의 증진
- 부종 관리
- 관절가동 범위의 증진
- 약물의 유도
- 연축 감소
- 보장구 대용

(2) 전기치료의 금기증
   ① 임신
   ② 심장박동조율기 이식환자
   ③ 심장박동 불안정
   ④ 종양
   ⑤ 혈전성 정맥염, 정맥혈전의 먼쪽 부분이나 인접부
   ⑥ 활동성 결핵
   ⑦ 활성 출혈부
   ⑧ 목동맥 팽대 위

3 전기치료 시의 위험과 치료 원칙

(1) 전기적 쇼크를 방지하기 위한 조치
   ① 전류강도는 서서히 올리고 내린다.
   ② 환자의 신체가 치료 기구나 접지를 한 부위에 접촉되지 않도록 한다.
   ③ 통전 중에 전류를 갑자기 끊거나 극성을 바꾸지 않는다.
   ④ 전류가 심장을 가로질러 통과하는 전극 배치를 피한다.
   ⑤ 치료 중 기계의 작동 상태를 항상 관찰한다.

(2) 전기화상을 예방하기 위한 조치
   ① 전극의 금속과 피부가 직접 접촉되지 않도록 주의
   ② 피부에 찰과상이 있거나 박리 부분이 있을 때는 전류의 직접 통전을 피한다.
   ③ 전극을 적시는 소금물은 완전하게 소금을 용해하여 소금이 전극의 표면에 붙지 않도록 한다.
   ④ 평편하지 못한 전극은 평편하게 펴서 사용
   ⑤ 전극은 충분히 적셔서 패드에 습기의 불균일한 부분이 없도록 한다.
   ⑥ 환자의 감각이 마비되었을 때는 특히 주의
   ⑦ 치료 부위의 금속 물질을 제거
   ⑧ 치료 중 환자가 열감을 호소하면 전류의 과잉보다는 패드의 수분이 불충분한 것이 아닌가를 먼저 생각해야 한다.
   ⑨ 전류계를 너무 과신해서는 안 되고 환자의 감각에 늘 주의를 기울여야 한다.
   ⑩ 환자가 괴로운 상태를 호소하면 전류 강도를 약간 낮추어 주고 그래도 계속 통증을 호소하면 전류를 끊고 전극 등을 다시 점검하여 본다.

   * 거시 감전 : 외부의 전류가 인체의 두 부위를 통하여 흐를 때 나타남.
     미시 감전 : 외부의 전원이 신체의 한 점에 연결되고 다른 한 점은 인체에 적용된 기기에 연결되었을 때 또는 심장에 도관을 끼고 있는 환자와 연결되었을 때 심장으로 직접 미세한 전류(15μA 이상)가 흐름으로써 나타남.

(3) 치료사의 태도
    ① 치료는 침착하고 민첩하게 실시
    ② 자신감을 가지고 치료에 임함.
    ③ 처음 전기치료를 받는 환자에게는 치료 시 느낌이나 현상들을 미리 설명해 환자가 불안해하지 않도록 함.
    ④ 손상을 입지 않을 정도의 전류강도라 하더라도 환자가 불쾌감을 나타내거나 불안해하면 환자가 받아들일 수 있는 범위의 전류강도를 사용
    ⑤ 치료 전에 모든 계기의 지침이 0의 상태에 있는지 스위치는 개방된 상태인지를 점검한다.

(4) 전기치료 기록에 포함되어야 할 일반적인 사항
    ① 환자의 문제 (진단명, 특이 사항 등)
    ② 치료 목적 (통증 완화, 탈신경근 자극, 심부열 투여 등)
    ③ 치료의 종류 (경피신경 전기자극, 간섭 전류 자극, 초음파 치료 등)
    ④ 환자의 치료 전 및 치료 후 피부 상태 (정상, 조홍, 수포 형성 등)
    ⑤ 전극 배치 방법 (상향 전류 배치, 하향 전류 배치, 운동점 배치 등)
    ⑥ 전극의 크기 (환성 전극 : 1인치, 분산 전극 : 3인치 등)
    ⑦ 전극의 배치 수 (한 쌍, 두 쌍 등)
    ⑧ 전극의 부착 위치 (허리뼈 5번째 수중의 좌우, 어깨뼈 위부분 등)
    ⑨ 사용한 자극기의 명칭과 규격, 치료에서 사용된 매개 변수, 치료 시간
    ⑩ 치료에 대한 환자의 반응
    ⑪ 치료에 사용한 전류 형태, 파형, 정점진폭, 주파수, 위상 기간, 유도 형태, 통전 시간, 단락 시간, 위상 전하, 극성, 변조 형태
    ⑫ 자극 수준 (문턱값하 감각, 감각, 운동)

CHAPTER 04 단원정리문제

01 케이블에 대한 설명으로 맞게 짝지어진 것은?

> 가. 고전압을 전송
> 나. 두껍고 강력하게 절연
> 다. 초음파나 극초단파 시 사용
> 라. 저주파 시 사용

① 가, 나, 다   ② 가, 다   ③ 나, 라
④ 라   ⑤ 가, 나, 다, 라

02 금속판 전극에 대한 설명으로 맞는 것은?

① 값이 비싸다.
② 전도성을 높이기 위해 증류한 물을 사용한다.
③ 환자에게 적용 시 안락감을 준다.
④ 아주 작은 부위의 치료를 위한 소형 전극을 만들기가 쉽다.
⑤ 고주파치료에 많이 이용된다.

03 다음 중 각 전극에 대한 설명으로 맞는 것은?

① 접착성 전극은 전극을 고정시킬 필요가 있다.
② 탄소-실리콘 고무전극은 임상에서 폭 넓게 사용된다.
③ 접착성 전극인 카라야 전극은 탄소-실리콘 고무전극보다 피부 과민성이 더 심하다.
④ 접착성 전극은 임상에서 많이 사용된다.
⑤ 탄소-실리콘 고무전극은 열점을 형성하는 장점이 있다.

단원정리문제 해설

▶ 전도 코드
- 저주파(저압 전류)나 간섭 전류 등을 유도할 때 많이 사용

▶ 피부와 금속이 접촉되는 부위는 수돗물 또는 0.9% 소금물에 적신 스펀지 혹은 펠트패트로 감싸서 전도성을 높여 사용, 증류한 순수한 물에는 자유이온이 없어서 전도성이 없기 때문

▶ - 탄소-실리콘의 경우 피부 과민성을 호소하는 환자가 10~20%인 반면 카라야 전극을 사용했을 때는 1~2%였다고 함.
- 임상에서 폭넓게 사용되는 것은 탄소-실리콘 고무전극임.

정답 : 1 ③ 2 ⑤ 3 ②

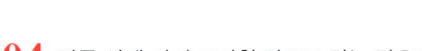

04 전극 선택 시의 고려할 점으로 맞는 것은?

① 활성전극은 전류밀도가 낮다.
② 운동 수준의 자극이 필요할 경우에는 가능하면 저항이 높아야 한다.
③ 감각운동 수준의 자극을 목적으로 할 때는 저항이 큰 변수가 된다.
④ 작은 근육자극 시에는 큰 전극을 사용하여야 한다.
⑤ 최적의 전극은 전류의 흐름이 전극 표면의 모든 부위에서 일정하게 흐르는 전극이다.

▶ - 큰 전극 사용하면 주위의 불필요한 근육들에서도 자극이 유발됨.
  - 저항이 낮아야 함.
  - 전류 밀도는 높음.
  - 큰 변수가 되지 않음.

05 전류밀도를 증가시키는 방법에 대한 설명으로 맞는 것은?

① 전극의 크기를 크게 한다.
② 전류강도를 강하게 한다.
③ 두 전극의 사이를 멀게 한다.
④ 두 전극의 사이를 멀게 한다.
⑤ 활성전극보다 분산전극을 사용한다.

▶ 두 전극이 멀수록 전류밀도가 감소하고 가까우면 증가한다.

06 전극의 밀도와 관련된 설명 중 맞는 것은?

① 전류밀도는 전극의 표면적에 비례한다.
② 두 전극이 멀수록 전류의 밀도가 증가하고 가까우면 감소한다.
③ 전류강도는 단면적에 반비례한다.
④ 두 전극을 멀리 했을 시 모서리 효과가 나타난다.
⑤ 전류강도 (= 단위 면적당 전하의 수)는 전류밀도의 제곱에 비례하고 단면적에 비례한다.

▶ - 전류밀도는 전극의 표면적에 반비례, 전류강도의 제곱에 비례하기 때문에 전류강도(= 단위 면적당 전하의 수)는 전류밀도의 제곱에 비례하고 단면적에 비례한다.
  - 표면적에 반비례
  - 멀면 감소하고 가까우면 증가
  - 가깝게 배치했을 시 모서리 효과

정답 : 4_⑤ 5_② 6_⑤

07 전기자극 치료 시 전극에 물을 적시는 이유는?

① 전기 쇼크를 방지하기 위하여
② 피부의 저항을 높이기 위하여
③ 가열을 방지하기 위하여
④ 전류의 전도를 높이기 위하여
⑤ 전류의 통전시간을 단축하기 위하여

▶ 피부와 금속이 접촉되는 부위는 수돗물 또는 0.9% 소금물에 적신 스펀지 혹은 펠트패드로 감싸서 전도성을 높여 사용함.

08 각 전기치료에 대한 적용 효과와 설명이 맞지 않는 것은?

① TENS - 감각신경의 선택적 자극을 통해 통증을 경감한다.
② 극저전류 자극 - 세포 수준의 미세한 전류를 이용하여 조직 손상 치유
③ 은침형 전극 전기자극 - 원뿔 모양의 전극을 이용
④ 역동 전류치료 - 혈액 순환 증진, 부종 완화
⑤ FES - LMN 병변의 환자에게 적용하여 기능적 활동을 돕는다.

▶ 기능적 전기자극 (FES) : 하운동신경원(LMN)의 기능은 정상이나 상운동신경원(UMN)의 병변인 환자에게 기능적 활동을 제공하기 위하여 적용

09 전기치료의 금기증으로 맞는 것은?

> 가. 임신
> 나. 혈전성 정맥염
> 다. 심장박동조율기 이식환자
> 라. 활동성 결핵

① 가, 나, 다   ② 가, 다   ③ 나, 라
④ 라   ⑤ 가, 나, 다, 라

▶ 전기치료의 금기증
 - 임신
 - 심장박동조율기 이식환자
 - 심장박동 불안정
 - 종양
 - 혈전성 정맥염, 정맥혈전의 먼쪽 부분이나 인접부
 - 활동성 결핵
 - 활성 출혈부
 - 목동맥 팽대(경동맥동) 위

정답 : 7_④ 8_⑤ 9_⑤

10 전기자극의 목적이 아닌 것은?

① 연축 증가　　　② 근력 증가
③ 탈신경근의 자극　④ 상처 치유
⑤ 통증 관리

11 전기치료 시 주의할 점으로 맞지 않는 것은?

① 화상 예방을 위해 환자의 통증 감각에 의존해야 한다.
② 전기적 쇼크를 방지하기 위해서 전류강도는 서서히 올리고 내린다.
③ 전류가 심장을 가로질러 통과하는 전극배치를 피한다.
④ 통전 중에 전류를 갑자기 끊거나 극성을 바꾸지 않는다.
⑤ 전극은 충분히 적셔서 패드에 습기의 불균일한 부분이 없도록 한다.

12 치료 시 치료사의 태도에 대한 설명 중 맞는 것은?

① 치료는 신중해야 하므로 시간이 걸리더라도 천천히 시행한다.
② 치료 전에 모든 계기의 지침이 0의 상태에 있는지 스위치는 개방된 상태인지를 점검한다.
③ 환자가 불쾌감을 느끼는 전류강도라 하더라도 치료를 위해서 참도록 지시한다.
④ 처음 전기치료를 받는 환자에게는 불안하지 않도록 치료 시 느낌이나 현상들을 설명하지 않는다.
⑤ 치료가 중요하므로 환자가 불안해하더라도 치료를 강행해야 한다.

▶ 연축 감소, 통증 관리, 부종 관리, 근력 증강, 상처 치유, 골절 치유, 순환의 증진, 탈신경근의 자극, 약물의 유도

▶ 화상 예방을 위한 기준을 통증 감각에만 전적으로 의존하는 것은 극히 위험하다. 때문에 환자의 감각이 마비되었을 때는 특히 주의해야 한다.
 * 전기적 쇼크를 방지하기 위한 조치
  - 전류강도는 서서히 올리고 내린다.
  - 환자의 신체가 치료기구나 접지를 한 부위에 접촉되지 않도록 한다.
  - 통전 중에 전류를 갑자기 끊거나 극성을 바꾸지 않는다.
  - 전류가 심장을 가로질러 통과하는 전극 배치를 피한다.
  - 치료 중에 기계의 작동 상태를 항상 관찰

▶ 치료 시 치료사의 태도
 - 치료는 침착하고 민첩하게 실시
 - 자신감을 가지고 치료에 임함.
 - 처음 전기치료를 받는 환자에게는 치료 시 느낌이나 현상들을 미리 설명해 환자가 불안해하지 않도록 함.
 - 손상을 입지 않을 정도의 전류강도라 하더라도 환자가 불쾌감을 나타내거나 불안해하면 환자가 받아들일 수 있는 범위의 전류강도를 사용
 - 치료 전에 모든 계기의 지침이 0의 상태에 있는지 스위치는 개방된 상태인지를 점검한다.

정답 : 10_① 11_② 12_②

13 치료 기록을 문서로 남기는 것에 대한 설명 중 맞지 않는 것은?

① 앞으로의 치료에 대한 참고 자료가 된다.
② 의료분쟁에 대비하기 위해서 작성한다.
③ 문서는 자세하면서도 포괄적이어야 한다.
④ 법적인 문제가 발생했을 때 치료의 적절성을 판정하는데 결정적인 단서가 된다.
⑤ 다른 치료사가 같은 환자를 치료할 때는 편견을 방지하기 위해 전의 치료기록을 보지 않고 치료기록을 새로 작성한다.

▶ 다른 치료사가 같은 환자를 치료할 때 치료기록은 중요한 자료가 된다.

14 전기저항에 영향을 미치는 요인으로 맞는 것은?

> 가. 도체의 온도
> 나. 도체의 길이
> 다. 도체의 구성물질
> 라. 도체의 단면적

① 가, 나, 다   ② 가, 다   ③ 나, 라
④ 라   ⑤ 가, 나, 다, 라

▶ 모두 다 영향을 미치는 요소들임.

15 전기치료의 금기증에 해당하지 않는 것은?

① 심장박동조율기 이식환자   ② 활동성 결핵
③ 탈신경근   ④ 혈전성 정맥염
⑤ 임신

▶ 전기치료의 금기증
- ①, ②, ④, ⑤ 외에 심장박동 불안정, 종양, 활성 출혈부, 목동맥 팽대위 등

정답 : 13_⑤ 14_⑤ 15_③

Chapter 04 전기치료기 및 주변기기 | 49

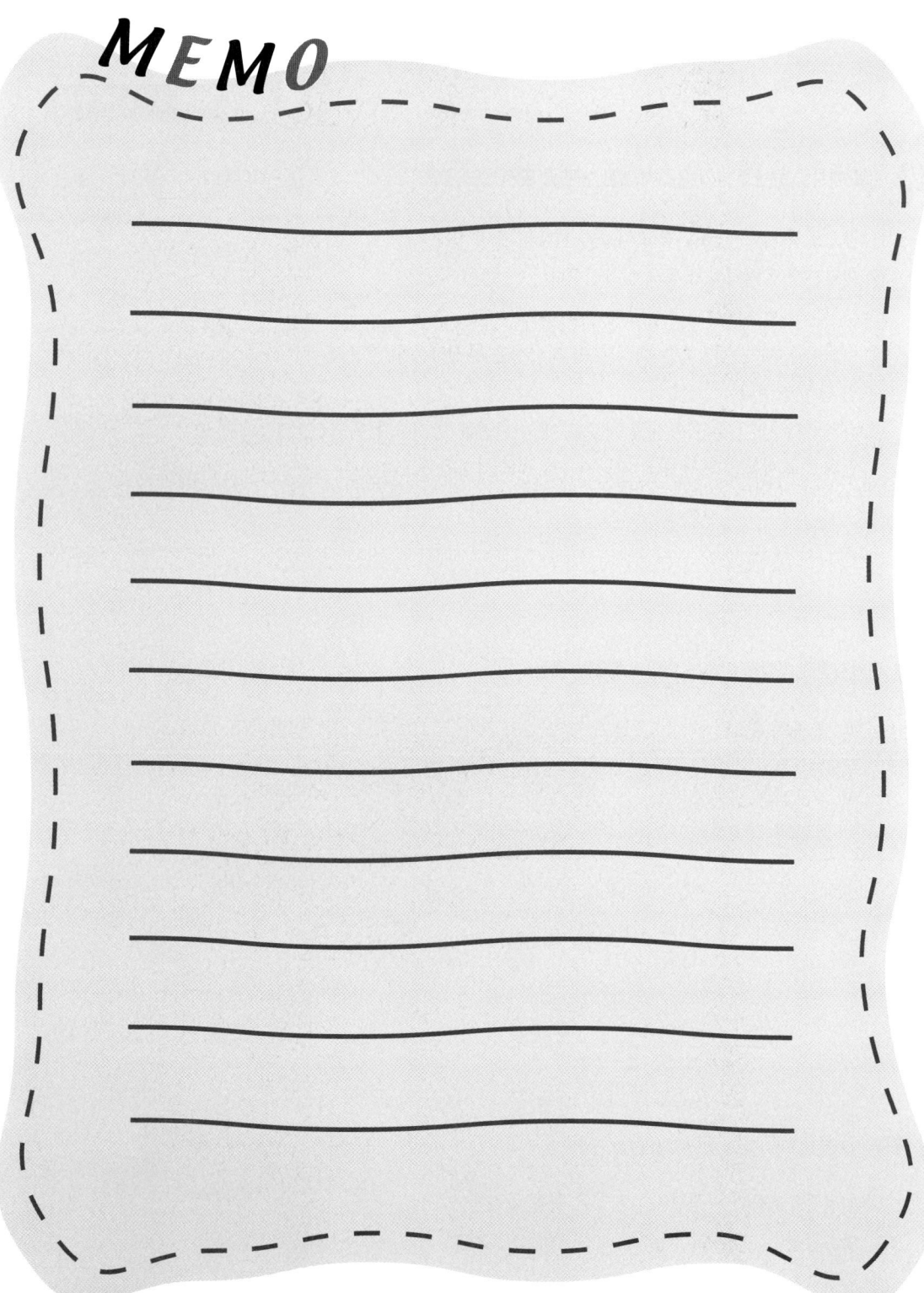

Chapter 5

전기생리학

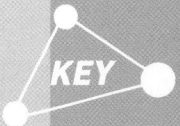

- 우리 몸에서 전기가 어떻게 사용되는지에 대해서 공부하는 것은 전기치료의 이해에 많은 도움을 줄 수 있습니다. 이번 chapter에서는 세포막의 일반구조와 화학적 특징을 숙지하여 세포에서 일어나는 여러 생명현상을 이해하고, 세포막을 통하여 일어나는 물질의 이동과 이에 따른 전기적 변화, 전기치료법칙, 활동전압, 근육의 수축기전 등에 대하여 알아보도록 하겠습니다.

꼭! 알아두기

1. 세포막의 구조와 기능
2. 삼투, 확산, 여과
3. 세포막을 통한 수동이동과 능동이동
4. 활동전압 발생 순서
5. 실무율의 법칙
6. 세포막의 3대 특성
7. 유수신경섬유와 무수신경섬유
8. 흥분전도의 3원칙
9. 근육의 수축기전
10. 적응현상, 연접피로, 근피로의 정의와 특성

CHAPTER 05 전기생리학

1 세포막의 특성

1 세포막의 구조
(1) 두께 : 75~100Å
(2) 지질과 단백질로 이루어짐.
(3) 막의 양쪽 표면을 향한 친수성기(극성 부분)와 막의 안쪽을 향한 소수성기(비극성 부분)로 이루어짐.

2 세포막의 기능
(1) 세포를 둘러싸서 내부 환경을 유지
(2) 세포 구조물과 외부 환경 사이를 구분
(3) 막을 통한 물질의 이동을 조절하여 내부 환경을 유지
(4) 외부의 신호를 받아서 세포의 내부 환경을 변화
(5) 세포 밖으로 신호물질 등을 분비
(6) 세포의 인식에 관여
(7) 수용액에서 일어나기 힘든 효소 반응이 막에서 일어남.
(8) 세포 골격섬유 등을 고정
(9) 극성 유지, 전기저항, 전기농축의 특성이 있다.

3 세포막을 통한 물질 이동
(1) 세포막을 통한 물질 이동에 관련된 물리적 요소
  ① 삼투 (Osmosis)
   - 이상적인 반투막이 사이에 있을 경우 물이 물분자의 농도가 높은 곳으로부터 낮은 곳 (용질의 농도가 낮은 쪽에서 높은 쪽으로)으로 이동하게 되는 현상
   ∗ 물의 이동이 중지된 상태에서 양측 압력 차를 삼투압이라고 한다.
   ∗ 인체 세포의 삼투질 농도와 같은 용액(NaCl 농도가 0.9%)은 등장성 용액, 더 낮은 농도의 용액은 저장성 용액, 더 높은 농도의 용액은 고장성 용액이다.
  ② 확산
   - 안정 상태의 세포막을 통하여(분자의 농도가 높은 곳에서 낮은 곳으로) 용질이 이동하는 현상

a. 세포막의 투과성은 지질의 용해도가 높고 입자가 작을수록 커진다.
b. 이동하려는 물질의 농도차가 클수록, 투과 면적이 클수록 확산은 커진다.
③ 여과
- 막의 양측에 압력의 차이가 있을 때 막을 통해서 액체가 이동하는 순물리적인 현상

(2) 세포막을 통한 수동이동
① 지방 이중층을 통한 단순 확산
- 생체 내 지용성 물질은 세포 안팎의 농도 경사에 의한 확산으로 세포막의 지방층을 통하여 이동한다.
② 운반체를 이용한 촉진적 확산
a. 세포막에 위치하는 운반체를 이용한 확산으로 전기·화학적 경사도에 따라 이동하는 수동이동의 한 형태
b. 단순한 확산에서보다 속도가 빠르다.
c. 무기이온, 아미노산, 당, 세포 대사산물 등이 이동
③ 이온채널을 통한 이동
a. 전하를 띠고 있는 이온은 전기·화학적 경사에 의해 이동
b. 리간드 의존성 이온채널, 전압의존성 이온채널, 기계적 이온채널

(3) 세포막을 통한 능동이동
- 세포막이 에너지를 소모하면서 물리, 화학적인 에너지 경사와는 반대 방향으로 물질을 이동시킴.
① 일차적 능동이동 : 대사에너지를 사용하여 전기·화학적 경사에 역행하여 일어나는 세포막의 물질 이동
② 이차적 능동이동 : ATP의 가수분해나 산화 과정 등 일차적 능동이동에 의해 형성된 이온의 농도 경사를 이용해 다른 용질의 물질이동이 함께 일어나는 과정
　예 소화기관에서의 포도당 및 아미노산의 흡수 과정
투과의 정도는 분자의 크기나 모양, 온도 등에 영향을 받는다.

2 세포막 전압

1 안정막 전압

살아있는 모든 세포는 안정 상태에서 세포의 안과 밖의 농도 차이와, 투과성의 차이 때문에 전압의 차가 있게 되는 데 이를 안정막 전압이라 한다.
- Na^+-K^+ ATPase에 의한 능동 이동기전에 의해
　밖 : Na^+ 이온 많음. (+) 전압 유지
　안 : K^+ 이온 많음. (−) 전압 유지
- 전압 차이 (신경과 근세포) : 약 −60 ~ −100mV

2 활동전압

- 흥분성 세포는 자극을 받으면 막 특성이 일시적으로 변화를 일으켜서 활동 전압을 형성하게 된다.

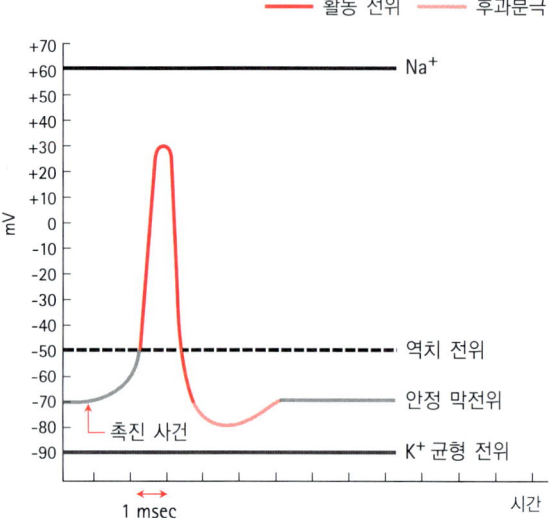

(1) 안정 상태로 Na^+ 이온과 K^+ 이온의 채널은 닫혀 있고, 기타 채널들은 열려 있다.
(2) 탈분극이 진행되는 시기로 Na^+ 이온의 채널은 열리나 K^+ 이온의 채널은 아직 닫혀 있다.
(3) 활동전압이 발생한 후 재분극이 되는 시기로 Na^+ 이온의 채널은 닫히고 K^+ 이온의 채널은 열린다.
(4) 과분극이 진행 중인 시기로 Na^+ 이온의 채널은 닫혔으나 K^+ 이온의 채널은 아직 열린 상태이다.

* 실무율의 법칙 : 신경의 활동 전압은 문턱값 전압이 가장 낮은 축삭 둔덕(축삭 소구)에서 시작되나, 흥분성 조직에서 형성되는 활동 전압의 반응 양상은 자극에는 관계없이 항상 최대이다.
* 절대적 불응기 : 활동 전위가 일어난 직후, 아무리 강한 자극이 주어져도 뉴런이 더 이상 활동 전위를 일으킬 수 없는 짧은 기간
* 상대적 불응기 : 활동 전위가 일어난 직후, 축삭이 새로운 활동 전위를 일으킬 수는 있으나 그러기 위해서는 평소보다 더 강한 자극을 필요로 하는 기간

3 세포막의 3대 특성

(1) 극성 유지의 특성
- 지질 이중층이 절연체와 같이 작용하여 안정 상태에서 세포막의 외부는 (+)를, 내부는 (−)를 유지하는 특성

(2) 전기저항의 특성
- 이온의 종류에 따라 막을 쉽게 통과하거나 어렵게 통과, 이온의 흐름에 저항하는 특성

(3) 전기농축의 특성
- 지질 이중층은 양질의 유전체이기 때문에 커패시턴스에서와 같이 전기를 모으고 농축할 수 있는 전기 농축의 특성

3 흥분의 전도와 근육의 수축

1 활동전압의 전파와 전파 속도

- 흥분이 이동하는 속도는 신경섬유의 직경에 비례하고 저항에 반비례

(1) 말이집 (유수)신경섬유와 무수 (민말이집)신경섬유
　① 국소전류설 : 인접 부위에서 충분한 크기의 양전하가 이동하게 되면 인접 부위의 막은 문턱값 전압에 달하여 활동전압을 형성하게 된다. 이 과정이 신경섬유 전 길이를 따라 반복됨으로써 신경흥분이 신경섬유 끝까지 연속적인 탈분극을 일으키면서 전파된다. 이것은 민말이집신경섬유의 신경흥분의 전달 방법이다.
　② 말이집 (수초)이 있는 부분은 절연체의 역할을 하여 막을 통해 전류가 누설되는 것을 감소하고, 문턱값 없는 부분인 Ranvier 절에서는 전류가 누설된다.
　③ 말이집신경은 문턱값 있기 때문에 Ranvier 절에서 Ranvier 절로 건너뛰어 이동하는 도약전도를 한다.
　④ 민말이집신경의 전도 속도보다 약 20~25배 정도 빠르다.

(2) 흥분전도의 3원칙
　① 양방향성 전도 : 축삭이 중심부에서 자극을 받게 되면 두 방향으로 전도가 일어난다.
　② 절연전도 : 어느 한 신경섬유의 흥분은 다른 인접 조직에 영향을 미치지 않는다.
　③ 불감쇠전도 : 섬유의 직경이 일정하다면 전도속도는 감소하지 않는다.

2 신경근육 접합부

(1) 연접부 = 시냅스 : 두 신경세포가 서로 접합하고 있는 부위
(2) 시냅스는 연접 전 막, 연접 틈새, 연접 후 막으로 나뉜다.
(3) 화학적 전달이 일어난다.
(4) 단일 방향 전도성이라서 근육을 자극하더라도 흥분이 신경으로 전달되지는 않는다.

　　　*신경근육 접합부에서 화학적 전달의 근거

(5) 연접 틈새의 존재 : 전기적 전달을 하는 부위에는 연접 틈새가 없다.
(6) 연접 전 신경막의 표면적은 작고, 연접 후 근육막의 표면적은 크기 때문에 큰 연접 후 막에 전기적 변화를 가져오기 힘들다.
(7) 연접부 지연 : 연접 전 종말부에서 활동전위가 형성되고, 연접 후 막에서 활동전위가 형성되기까지 약 0.5msec에서 0.8msec까지의 시간적 차이
(8) 화학적 전달물질의 증명 : 신경근육 이음부에 아세틸콜린 등의 신경 전달물질이 존재함을 증명
(9) 아세틸콜린의 생합성 및 분해효소의 존재 확인

3 근육의 수축기전

(1) 운동신경을 통해 축삭의 말단에 흥분 도달로 아세틸콜린 분비
(2) 아세틸콜린과 근세포막에 있는 수용기 결합으로 막의 투과성이 증가하여 Na^+ 이온과 K^+ 이온이 이동하

여 종판전압 형성
(3) 종판전압이 근섬유막을 탈분극시켜 활동전압이 발생되고, 이 활동전압이 T - 세관을 따라 근육세포질그물 속으로 유입
(4) 근육세포질그물 내의 Ca^{2+} 방출
(5) Ca^{2+}이 트로포닌과 결합하면서 트로포마이오신의 위치를 변경
(6) 액틴에 있는 마이오신과의 결합 부위 노출로 마이오신이 액틴과 결합하여 교차 결합 (십자교 ; cross bridge) 형성
(7) 마이오신이 마이오신 머리에 있는 높은 에너지를 이용하여 액틴필라멘트를 근절쪽으로 이동시켜 수축 유발
(8) Ca^{2+}이 Ca^{2+} 펌프의 작용에 의해 근육세포질그물로 재유입
(9) 마이오신의 ATPase 불활성 증가로 교차 결합 분리
(10) 트로포마이오신이 원래의 위치를 회복
(11) 근육의 이완

4 전기자극과 흥분성 조직의 반응

1 적응현상
(1) 적응 : 신경이나 근육을 전기로 자극할 때 자극 강도를 서서히 증가시키거나 문턱값하 강도의 자극으로 일정 시간 자극하면 임계문턱값이 상승하여 신경이나 근육이 반응을 나타내지 않게 되는 현상
(2) 신경섬유는 근육섬유에 비해 적응률이 높다.
(3) 흥분성 조직을 자극하고자 할 때는 위상 기간을 짧게 하여 가능하면 빠르게 정점 강도에 도달할 수 있도록 충분한 강도로 자극
(4) 통증 관리를 목적으로 할 때는 감각신경의 흥분성을 낮추거나 문턱값를 높이는데 이용한다.
(5) 통증 관리를 할 때는 감각신경에서 적응현상이 일어날 수 있도록 문턱값하 강도로 서서히 전기자극을 실시해야 한다.

2 연접 피로
- 축삭 내에서의 전달물질 생산 속도보다 더 빠른 빈도로 반복하여 흥분이 도달하는 경우에 일어난다.

3 근피로
(1) 계단 현상 : 매초 1회 정도로 근육을 반복하여 수축시키면 처음 2~3회는 수축 강도가 점점 커진다.
(2) 근수축을 반복하면 점차 수축력이 감소하여 결국은 수축을 할 수 없게 된다.
(3) 근피로는 자극빈도, 부하의 크기, 온도, pH의 변화 등에 영향을 받는다.
(4) 근피로의 원인 : 막의 흥분성 저하, 흥분 수축 결합의 능률 저하, ATP 분해에 의한 에너지 변환의 효율 저하, 에너지원의 고갈, 젖산 발생에 따른 근육 내의 pH 감소에 의한 대사 전반의 지연

CHAPTER 05 단원정리문제

01 세포막에 대한 설명으로 맞는 것은?

① 내부의 신호를 받아서 세포 외부의 환경을 유지한다.
② 콜레스테롤은 막의 투과성 및 막을 통한 물질의 이동속도와는 관계가 없다.
③ 막의 양쪽 표면을 향한 소수성기와 막의 안쪽을 향한 친수성기로 이루어져 있다.
④ 내부의 신호를 받아 세포의 외부환경을 변화시킨다.
⑤ 세포막은 지질과 단백질로 구성되고, 탄수화물도 다수 포함되어 있다.

02 세포막의 기능으로 맞는 것은?

> 가. 내부환경 유지
> 나. 구조물 지지
> 다. 신호물질 분비
> 다. 세포 인식

① 가, 나, 다　　② 가, 다　　③ 나, 라
④ 라　　　　　⑤ 가, 나, 다, 라

03 확산의 이동현상에 대한 설명으로 맞는 것은?

① 세포막의 확산에서 투과성은 그리 중요한 요소가 아니다.
② 막을 통한 용질의 확산 크기는 투과계수와 투과면적에 반비례한다.
③ 세포막의 투과성은 지질의 용해도가 높은 물질일수록 커진다.
④ 입자의 크기가 클수록 확산은 작다.
⑤ 확산은 이동하려는 물질의 농도차가 작거나 면적이 클수록 작아진다.

▶ 세포막은 지질과 단백질로 구성되고, 탄수화물도 소량 함유한다. 막탄수화물의 주된 기능은 친수성을 증대시키고 구조를 안정화시키며, 항원이나 호르몬과 같은 물질 인식에 관여한다.

▶ - 세포막의 기능
 - 내부환경 유지
 - 구조물 지지
 - 신호물질 분비
 - 세포 인식
 - 세포뼈대섬유 등을 고정
 - 극성 유지, 전기저항, 전기동축의 특성

▶ 세포막의 지질층이 물질이동의 투과장벽처럼 작용하기 때문에 세포막의 투과성은 지질의 용해도가 높은 물질일수록 커진다.

정답 : 1_⑤ 2_⑤ 3_③

04 세포막에서 대사에너지를 사용하여 전기·화학적 경사에 역행하여 일어나는 세포막의 물질이동으로 ATP의 가수분해나 산화과정 등에 의해 일어나는 이동은?

① 삼투
② 촉진적 확산
③ 여과
④ 일차적 능동이동
⑤ 이차적 능동이동

▶ ① 삼투(Osmosis) : 이상적인 반투막이 사이에 있을 경우 물이 불분자의 농도가 높은 곳으로부터 낮은 곳으로 이동하게 되는 현상
② 촉진적 확산 : 세포막에 위치하는 운반체를 이용한 확산으로 전기화학적 경사도에 따라 이동하는 수동이동의 한 형태
③ 여과 : 막의 양측에 압력의 차이가 있을 때 막을 통해서 액체가 이동하는 물리적인 현상
⑤ 이차적 능동이동 : 일차적 능동이동의 농도경사를 이용해 다른 용질의 물질이동이 함께 일어나는 과정

05 수동적 이동으로 맞는 것은?

| 가. 삼투 | 나. 촉진적 확산 |
| 다. 여과 | 라. ATP 가수분해 |

① 가, 나, 다
② 가, 다
③ 나, 라
④ 라
⑤ 가, 나, 다, 라

▶ 수동적 이동
 - 촉진적 확산
 - ATP 가수분해
 - 이온채널을 통한 이동

06 활동전압이 일어나는 순서로 맞는 것은?

① 안정막 상태 → 탈분극 → 재분극 → 과분극 → 안정막 상태
② 안정막 상태 → 탈분극 → 과분극 → 재분극 → 안정막 상태
③ 안정막 상태 → 탈분극 → 안정막 상태 → 재분극 → 과분극
④ 안정막 상태 → 재분극 → 과분극 → 탈분극 → 안정막 상태
⑤ 안정막 상태 → 과분극 → 재분극 → 탈분극 → 안정막 상태

▶ 안정 상태 → 탈분근 → 재분극 → 과분극 순서로 일어남.

정답 : 4_④ 5_③ 6_①

07 흥분성 세포가 자극을 받으면 막 특성이 일시적으로 변화를 일으켜서 발생하는 전압은?

① 삼투압
② 음전압
③ 활동전압
④ 안정막 전압
⑤ 손상전압

▶ 흥분성 세포는 자극을 받으면 막 특성이 일시적으로 변화를 일으켜서 활동전압을 형성하게 됨.

08 세포막의 전압에 대한 설명으로 맞는 것은?

① 신경과 근세포의 안정막 전압은 약 −60 ~ −120mV이다.
② 안정막 전압은 Na^+ - K^+ ATPase에 의한 수동이동 기전에 의해 유지된다.
③ 살아있는 모든 세포는 안정 상태에서 안정막 전압을 유지한다.
④ 세포 밖에는 Na^+ 이온이 많아서 (−) 전압을 유지한다.
⑤ 세포 밖에는 Na^+ 이온이 K^+ 이온보다 더 많고, (+) 전압을 유지한다.

▶ - Na^+-K^+ ATPase에 의한 능동이동 기전에 의해
  - 밖 : Na^+ 이온 많음. (+) 전압 유지
  - 안 : K^+ 이온 많음. (-) 전압 유지
  - 전압 차이(신경과 근세포) : 약 -60 ~ -100mV

09 활동전압 발생 시 이온의 변화로 맞는 것은?

① 문턱값에 이르면 Na^+ 이온의 전도성이 급격히 감소한다.
② 재분극 시기에는 Na^+ 이온의 채널은 열리고 K^+ 이온의 채널은 닫힌다.
③ 활동전압이 발생 시 전압은 +35 ~ +45mV로 바뀐다.
④ 탈분극 시기에 Na^+ 이온은 이동하나 K^+ 이온은 아직 이동하지 않는다.
⑤ 과분극 시기에 Na^+ 이온과 K^+ 이온의 채널은 아직 닫혀 있다.

▶ ① 문턱값에 이르면 Na^+ 이온의 전도성이 급격히 증가
  ② Na^+ 이온의 채널은 닫히고, K^+ 이온의 채널은 열림.
  ③ Na^+ 이온의 채널은 닫혔으나, K^+ 이온의 채널은 아직 열린 상태임.

정답 : 7 ③ 8 ③ 9 ④

10 신경의 문턱값 전압은 문턱값 전압이 가장 낮은 축삭둔덕에서 시작되나 흥분성 조직에서 형성되는 활동전압의 반응 양상은 자극에는 관계없이 항상 최대인 이 법칙은 무엇인가?

① 주울의 법칙
② 항상성
③ 키르호프의 법칙
④ 실무율의 법칙
⑤ 가속도의 법칙

▶ 실무율의 법칙에 관련된 설명임.

11 세포막의 3대 특성으로 맞는 것은?

> 가. 극성유지의 특성
> 나. 전기저항의 특성
> 다. 전기농축의 특성
> 라. 흥분성의 특성

① 가, 나, 다
② 가, 다
③ 나, 라
④ 라
⑤ 가, 나, 다, 라

▶ - 극성유지의 특성 : 지질 이중층이 절연체와 같이 작용하여 안정 상태에서 세포막의 외부는 (+)를, 내부는 (-)를 유지하는 특성
- 전기저항의 특성 : 이온의 종류에 따라 막을 쉽게 통과하거나 어렵게 통과, 이온의 흐름에 저항하는 특성
- 전기농축의 특성 : 지질 이중층은 양질의 유전체이기 때문에 커패시턴스에서와 같이 전기를 모으고 농축할 수 있는 전기농축의 특성

12 인체가 전기자극에 적응하는 현상에 대한 설명 중 맞는 것은?

① 신경섬유는 근육섬유에 비해 적응률이 낮다.
② 흥분성 조직을 자극하고자 할 때는 위상기간을 길게 하여 적응을 방지한다.
③ 적응은 임계문턱값이 상승하여 신경이나 근육이 반응을 나타내게 되는 현상이다.
④ 적응현상을 통증 관리를 위한 목적으로 사용하기도 한다.
⑤ 통증관리 시 감각신경에서 문턱값하 강도로 서서히 전기자극을 실시하면 안 된다.

▶ 적응현상은 통증관리를 목적으로 할 때 감각신경의 흥분성을 낮추거나 문턱값를 높이는데 이용한다. 때문에 통증관리를 할 때는 감각신경에서 적응현상이 일어날 수 있도록 문턱값하 강도로 서서히 전기자극을 실시해야 한다

정답 : 10_④ 11_① 12_④

13 어느 한 신경섬유의 흥분은 다른 인접조직에 영향을 미치지 않는다는 흥분전도의 원칙은 무엇인가?

① 양방향성 전도　② 절연전도
③ 불감쇠 전도　　④ 도약전도
⑤ 국소전도

▶ - 양방향성 전도 : 축삭이 중심부에서 자극을 받게 되면 두 방향으로 전도가 일어난다.
- 절연전도 : 어느 한 신경섬유의 흥분은 다른 인접조직에 영향을 미치지 않는다.
- 불감쇠 전도 : 섬유의 직경이 일정하다면 전도속도는 감소하지 않는다.
- 도약전도 : Ranvier 절에서 Ranvier 절로 건너뛰어 이동하는 전도

14 말이집신경섬유에서 일어나는 전도로 말이집이 있기 때문에 Ranvier 절에서 Ranvier 절로 건너뛰어 이동하는 전도를 무엇이라고 하는가?

① 도약전도　　　② 절연전도
③ 양방향성 전도　④ 불감쇠 전도
⑤ 국소전도

▶ 13번 문제 해설 참조

15 근육 수축 과정에 대한 설명 중 맞지 않는 것은?

① 마이오신의 ATPase 불활성 증가로 cross bridge 분리
② Ca^{2+}이 트로포닌과 결합
③ 마이오신이 액틴과 결합하여 cross bridge를 형성
④ 축삭의 말단에 흥분 도달로 아세틸콜린 분비
⑤ 막의 투과성이 감소하여 종판전압 형성

▶ 막의 투과성이 증가하여 종판전압을 형성하고 종판전압이 근섬유막을 탈분극시켜 활동전압이 발생되고 이 활동전압이 T-세관을 따라 근육세포질 그물 속으로 유입된다.

16 근육 피로의 원인으로 맞는 것은?

① 막의 흥분성 증가
② pH 증가
③ 에너지원의 증강
④ ATP 분해에 의한 에너지 변환의 효율 저하
⑤ 흥분 수축 결합의 능률 상승

▶ - 젖산 발생에 따른 근육 내의 pH 감소에 의해 대사 전반의 지연이 일어난다.
- 에너지원의 고갈
- 흥분 수축 결합의 능률 저하
- 막의 흥분성 저하

정답 : 13_② 14_① 15_⑤ 16_④

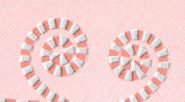

단원정리 문제 해설

17 근육 수축기전의 순서를 맞게 나열한 것은?

> 가. 축삭의 말단에서 아세틸콜린 분비
> 나. Ca^{2+}이 트로포닌과 결합
> 다. 종판전압 형성
> 라. 활동전압이 T-세관을 따라 근장그물 속으로 유입
> 마. Cross bridge 형성
> 바. 근육의 이완

① 가 → 라 → 다 → 나 → 마 → 바
② 가 → 다 → 나 → 라 → 마 → 바
③ 가 → 다 → 라 → 마 → 나 → 바
④ 가 → 다 → 라 → 나 → 마 → 바
⑤ 가 → 마 → 라 → 나 → 다 → 바

▶ 근육 수축 기전의 순서
 가 → 다 → 라 → 나 → 마 → 바

18 절대적 불응기란 무엇인가?

① 국소전위가 일어난 직후, 새로 가해진 전극에 반응하는 기간
② 활동전위가 일어난 직후, 새로 가해진 자극에 반응하는 기간
③ 활동전위가 일어난 직후, 새로 가해진 자극에 반응하지 않는 기간
④ 활동전위가 일어난 직후, 전 자극보다 강한 경우에 반응하는 기간
⑤ 국소전위가 일어난 직후, 새로 가해진 자극에 반응하지 않는 기간

▶ 활동전위가 일어난 직후, 아무리 강한 자극이 주어져도 뉴런이 더 이상 활동 전위를 일으킬 수 없는 짧은 기간

19 활동전위의 과분극기에서 일어나는 현상은?

① CA^{2+} 세포 내 유입
② CA^{2+} 세포 외 유출
③ K^+의 과잉 유출
④ NA^+의 세포 내 유입
⑤ K^+ 유입

정답 : 17_④ 18_③ 19_③

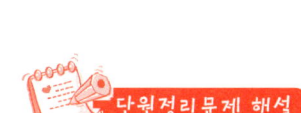

20 지질이중층은 양질의 유전체이기 때문에 커패시턴스에서와 같이 전기를 모으고 농축할 수 있는 세포막의 특성을 무엇이라고 하는가?

① 극성 유지의 특성
② 전기저항의 특성
③ 전기농축의 특성
④ 절연체의 특성
⑤ 농도 경사의 특성

▶ - 극성유지의 특성 : 지질 이중층이 절연체와 같이 작용하여 안정 상태에서 세포막의 외부는 (+)를, 내부는 (-)를 유지하는 특성
- 전기저항의 특성 : 이온의 종류에 따라 막을 쉽게 통과하거나 어렵게 통과, 이온의 흐름에 저항하는 특성
- 전기농축의 특성 : 지질 이중층은 양질의 유전체이기 때문에 커패시턴스에서와 같이 전기를 모으고 농축할 수 있는 전기농축의 특성

21 전기자극 피로에 대한 설명으로 맞는 것은?

① 매초 1회 정도로 근육을 반복하여 수축시키면 처음 2~3회는 수축강도가 점점 작아진다.
② 근수축을 반복하면 점차 수축력이 증가하여 결국은 수축을 할 수 없게 된다.
③ 근피로는 자극 빈도, 부하의 크기, 온도, pH의 변화 등에 영향을 받지 않는다.
④ 축삭 내에서의 전달물질 생산 속도보다 더 빠른 빈도로 반복하여 흥분이 도달하는 경우에 연접 피로가 일어난다.
⑤ 근수축이 반복될 시 흥분수축 결합의 상승으로 인해 근피로가 발생한다.

▶ - 계단현상 : 매초 1회 정도로 근육을 반복하여 수축시키면 처음 2~3회는 수축강도가 점점 커진다.
- 근수축을 반복하면 점차 수축력이 감소
- 근피로는 자극 빈도, 부하의 크기, 온도, pH의 변화에 영향을 받음.

22 세포의 구조 중 세포막의 기능으로 맞는 것은?

가. 세포의 구조 유지
나. 운반 기능에 의한 세포 내 환경 유지
다. 세포구조물과 외부 환경 사이 구분
라. 세포 인식에 관여

① 가, 나, 다
② 가, 다
③ 나, 라
④ 라
⑤ 가, 나, 다, 라

▶ - 내부 환경 유지
- 구조물과 외부 환경 사이 구분
- 세포 밖으로 신호물질 분비
- 세포의 인식에 관여
- 세포 골격섬유 등을 고정
- 극성 유지, 전기 저항, 전기농축의 특성이 있음.
- 외부의 신호를 받아 세포 내부 환경을 변화

정답 : 20_③ 21_④ 22_⑤

Chapter 05 전기생리학 | **63**

MEMO

Chapter 6

전기 진단적 검사

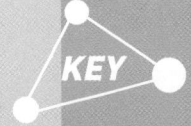

- 전기로 치료만 하는 줄 아는 사람이 많은데, 전기는 치료뿐만 아니라 근육의 상태나 신경전도의 상태를 평가할 수 있는 진단에도 사용됩니다. 가장 간단하게 우리가 아는 진단도구는 근전도나 심전도가 있습니다. 이번 chapter에서는 신경근이나 근육을 전기적으로 자극했을 때 나타나는 질적, 양적반응을 통하여 신경계나 근육계의 손상 정도, 진행 과정, 예후를 판단하고 문제가 있는 곳에 가장 알맞은 처방을 하기 위한 Test인 시치검사, 강시곡선, 평류강축비, 맥동비 검사와 신경 손상의 특성과 변성반응의 특징들을 알아보도록 하겠습니다.

꼭! 알아두기

1. 신경 손상의 종류와 특성
2. Wallerian 변성과 역행 변성
3. 손상 신경의 재생
4. 변성반응의 평가 (정상반응, 부분변성, 완전변성, 절대변성)
5. 변성의 정도에 따른 신경과 근육의 반응
6. 시치검사
7. 강시곡선
8. 평류강축비
9. 맥동비검사

CHAPTER 06 전기 진단적 검사

1 신경 손상의 종류와 특성

1 Seddon의 분류

(1) 신경 차단
  ① 병리적 변화
    a. 압박, 타박상, 견인 등에 의해 신경의 흥분성이 일시적으로 상실된 상태, 축삭의 연속성은 차단 없음.
    b. 해부학적 손상 없는 상태, 생리적 전도장애가 일어난 것
    c. 직경이 큰 신경에서 자주 발견
  ② 임상적 특징
    a. 전도장애가 있지만 손상의 먼쪽부분에서 신경전도 속도는 정상
    b. 감각 몸쪽부분 정상, 먼쪽 부분은 감소나 상실
    c. 병변이 국소적으로 발생
    d. Wallerian 변성은 나타나지 않으며, 회복이 빠르고 거의 정상으로 되돌아온다.
    e. 운동마비가 주로 나타나고, 감각마비는 상대적으로 약하다.
    f. 전기 자극검사 시 비변성 반응

(2) 축삭 절단
  ① 병리적 변화
    a. 신경내막 결합조직이나 Schwann 세포의 손상이 없는 상태에서 축삭의 연결성이 단절된 상태
    b. 축삭질과 말이집의 연결이 끊어진 상태
  ② 임상적 특징
    a. 손상 후 신경의 먼쪽부분은 흥분성이 약 3~4일 정도 있으나, 그 후 신경전도의 상실이 일어난다.
    b. Wallerian 변성이 2~3주 후에 나타난다.
    c. 손상 부위에서 완전한 축삭 전도장애
    d. 손상 먼쪽부분의 운동신경과 감각신경의 반응이 상실
    e. 손상이 부분적이면 신경의 진폭이 감소되고 전도 속도가 지연
    f. 손상 후 2~3주 후 근전도 상에서 손상 근섬유와 관련된 세동전위와 양성극파가 나타남.
    g. 신경축삭의 재생은 하루에 1~4mm 정도이며, 한 달에 1inch 정도 회복

(3) 신경 절단
    ① 병리적 변화
        - 전체 신경섬유와 섬유를 싸고 있는 모든 막이 단절된 것으로 신경 손상 중 가장 심한 병변
    ② 임상적 특징
        a. 손상 후 3~4일 후 몸쪽부분으로의 신경전도 상실이 발생
        b. Wallerian 변성이 일어나고 전기자극 반응 소실
        c. 축삭의 재생은 외과적 처치를 필요로 함.

2 Sunderland의 분류

(1) 제1도 손상
    ① 가벼운 압박에 의한 것으로 신경은 보존된 상태
    ② Wallerian 변성은 나타나지 않음.
    ③ 신경내초는 정상이고 일시적인 생리적 차단이 있음.
    ④ 자발적인 회복 가능

(2) 제2도 손상
    ① 신경내막이 어느 정도 보존된 상태에서 축삭의 손상
    ② 중등도의 압박에 의해서 발생
    ③ 신경내초는 정상, 병변의 위나 아래에서의 신경 전도 속도 정상
    ④ Wallerian 변성이 손상 부위의 아래에서 발생
    ⑤ 신경축삭의 회복은 완전하거나 약간 불완전하다.

(3) 제3도 손상
    ① 신경주막이 보존된 상태에서 축삭과 신경내막이 손상된 것으로 신경은 단지 일부만 보존
    ② 심한 압박에 의해서 발생, 신경내초의 손상
    ③ Wallerian 변성이 나타남.
    ④ 손상의 정도에 따라 신경 연속성의 일시적 혹은 영구적인 상실
    ⑤ 축삭이 재생되면서 자발적 교차지배로 인해 감각과 운동신경의 기능적 혼란이 올 수 있다.

(4) 제4도 손상
    ① 아주 심한 손상으로 신경외막과 신경주막의 일부만 보존
    ② 신경내초가 파괴된 상태로 흉터조직이 축삭의 재생을 방해, 신경 불연속성이 일시적 혹은 영구적으로 남게된다.
    ③ Wallerian 변성이 나타남.
    ④ 축삭 발아에 의한 교차 지배는 흉터 조직 때문에 제한적
    ⑤ Tinel 징후는 나타나지 않고 예후도 불량

(5) 제5도 손상
    ① 신경이 완전히 절단된 상태
    ② 수술 없이 회복이 불가능

3 신경 변성의 종류

(1) Wallerian 변성
- 축삭이나 가지돌기가 세포체와의 연결이 차단되면 절단부보다 먼쪽부분인 말초부는 변성하여 소실되나 세포체에 가까운 부위는 정상, 축삭은 팽대해지고 이어서 분절한 후 소실

(2) 역행 변성
- 축삭이 절단되었을 때 신경세포에 나타나는 변화로 핵이 위축되고 Nissl 소체의 분절 및 염색질 용해가 일어남. 이 염색질 용해는 절단 후 6~10일에서 뚜렷함.

(3) 연접 횡단 변성
- 축삭이 절단되면 연접부를 넘어 그 다음 신경원에 염색질 용해가 일어나는 변성, 국한된 부분에서만 일어나며, 시각 전도로에서 잘 나타남.

4 손상 신경의 재생

(1) 축삭의 재생 성장 속도는 일반적으로 하루에 1~4mm 정도
(2) 직경이 굵고 말이집막이 두꺼운 신경이 가늘고 얇은 막의 신경보다 회복이 불량
(3) 회복 속도 : 통각신경 > 촉각신경 > 고말이집용 성감각신경 > 운동신경
(4) Tinel 징후 : 신경이 재생되고 있는 부위를 가볍게 두드리면 짜릿한 과민감각을 보임.
(5) 신경의 회복은 환자의 연령이 어릴수록, 그리고 신경말단부와 손상 부위와의 거리가 짧을수록 양호
(6) 신경만 손상 받은 경우보다 주위 물렁조직 손상이 동반되었을 때 예후가 더 나쁨.

2 전기 진단적 검사

1 전기자극검사

- 전기자극검사
  - 질적검사 : 전기적 자극 → 신경과 근육 반응의 질 평가
  - 양적검사 : 전류량·자극시간 → 신경과 근육 반응의 양 평가
- 활동 전위검사 → 근전도 이용 (운동신경뿐만 아닌 감각신경도 가능)

(1) 흥분성이 증가하는 경우
  ① 편마비 초기
  ② 뇌종양의 초기
  ③ 말초신경 손상의 첫날
  ④ 근위축이 없는 신경염
  ⑤ 강축증
  ⑥ 경련 체질

⑦ 경미한 무도병
⑧ 척수 질환의 초기

(2) 흥분성이 감소하는 경우
① 단순한 근육의 병변
② 근육섬유의 부분 손상 및 말초신경 병변의 초기
③ 상위 운동신경의 병변
④ 진행성 근이영양증
⑤ 근긴장증
⑥ 다발성 근염
⑦ 말초신경 손상의 초기
⑧ 만성 척수회백수염
⑨ 편마비 후기
⑩ 척수염
⑪ 배쪽 척수로
⑫ 척수 질환의 후기
⑬ 관절염으로 인한 불용성 위축
⑭ 진전마비
⑮ 만성 불용성 질환

2 근전도를 이용한 전기 진단

(1) 변성반응검사 (Reaction Degeneration test, Galvanic-faradic test, Erb's test)
 - 근육의 정상적 신경지배 유무를 질적으로 검사, 감응전류와 단속평류전류 이용

(2) 변성반응의 평가
① 정상반응 : 감응전류, 단속평류 → 신경 → 근육이 빠르고 신속 수축
　　　　　　 단속평류 사용 시 : 주파수에 따른 최소가시 수축
② 부분 변성
　a. 원인 : 신경 손상, 신경의 부분적 차단, 소아마비로 인한 부분적 신경 지배, 신경 재지배
　b. 감응전류 → 강축 크기 감소, 단속평류 → 완만한 수축 ← 길어진 잠복기
　c. 종축 반응 : 전기자극 시 반응이 잘 나타나는 부위 → 먼쪽 부분(원위부)으로 이동
　d. 극성 공식의 역전이 일어날 수 있다.
　e. 예후 : 손상의 원인에 따라 달라짐.
③ 완전 변성
　a. 반응의 질이 달라짐.
　b. 반응 변화 : 손상 후 10일경부터
　c. 종축 반응
　d. 극성 공식이 역전된다.

    e. 예후 : 변성 반응검사만으로 결정할 수 없으며, 다른 전기적 진단을 병행 후 결정
  ④ 절대변성
    a. 완전변성의 말기에 이행하여 일어남.
    b. 근육섬유 → 지방조직 또는 섬유조직 → 전도성 완전 상실
    c. 예후 : 매우 불량

【 변성의 정도에 따른 신경과 근육의 반응 】

변성반응	자극점	감응전류	단속평류전류
정상	신경 근육	강축 강축	최소가시 수축 최소가시 수축
부분변성	신경 근육	반응 감소 반응 감소	반응 감소 완만한 수축
완전변성	신경 근육	무반응 무반응	무반응 완만하고 느리게 일어나는 수축
절대변성	신경 근육	무반응 무반응	무반응 무반응

(3) 변성 반응검사의 임상적 적용
  - 부분 혹은 완전 변성이 나타나는 경우
  ① 뇌의 병변 : 순설인두마비, 뇌연화증, 뇌종양, 뇌출혈, 두개 내 신경 간의 압박
  ② 척수의 병변
    a. 척수앞뿔 (전각)의 병변 : 급성 소아마비, 성인의 급성 앞뿔 회백수염, 아급성 근위축성 축삭경화증
    b. 척수앞뿔을 포함한 척수의 병변 : 척수공동증, 척수 출혈, 횡단성 척수염
    c. 척수관 내의 문제 (압박 등) : 경수막염, 종양, 골절, 탈구, 파열된 척추원반 (추간판)
  ③ 말초신경 간의 병변
    a. 외상성 병변 : 절단, 압박, 콩팥(신장), 진탕
    b. 중독성 신경염 : 알코올 중독, 연(lead) 중독
    c. 감염성 신경염 : 장티푸스, 매독, 인플루엔자, 결핵, 다발성 신경염
    d. 신경염 : 얼굴신경마비
  ④ 절대 변성이 나타나는 경우 : 진행성 근위축증의 말기, 오랫 동안 경과한 소아마비나 말초신경마비

3 시치검사 (Chronaxie Test)

(1) 개요
  ① 시간적 변수
    a. 이용시 : 문턱값 (역치)의 전류 강도로 자극했을 때 자극이 유효하게 되는데 필요한 최단의 시간

b. 시치 : 기전류의 2배 강도로 자극했을 때 반응이 일어나는데 필요한 최단의 시간
- 신경과 근육의 흥분성 나타내는 척도
- 변성된 신경과 근육의 정량적 검사에 유용
- 정상근육의 시치 : 1msec, 흥분성이 높은 조직 → 시치 낮다
- 단위는 msec, sigma

② 강도 변수
- 기전류 : 자극시간을 충분히 준 상태에서 어떤 전류가 최소한의 가시 수축을 유발하는데 필요한 전류강도, 단위는 mA나 mV

(2) 검사 방법
① 기전류를 먼저 결정 후 기전류의 2배 강도로 전류강도를 고정
② 통전시간 다이얼을 천천히 조절하여 최소한의 가시 수축이 일어나는 지점을 읽음.

(3) 평가
① 정상근 : 시치가 0.04~0.8msec 범위 (1msec 초과하지 않음.)
② 부분변성 : 혹은 회복기 → 시치가 10msec 전후
③ 완전변성 : 시치가 15msec 이상으로 길어짐.
④ 일반적으로 흥분성이 증가하는 질환에서는 시치가 낮아지고, 흥분성이 감소하는 질환에서는 시치가 증가

(4) 시치에 영향을 미치는 변수들
- 피부 저항, 혈류의 흐름, 나이, 부종, 전극의 위치
① 피부 저항이 큰 곳일수록 시치 값이 커진다.
② 혈액의 흐름이 원활하지 못한 곳은 높다.
③ 부종 (염증)이 있을수록 문턱값이 높아져서 시치 값이 상승한다.
④ 시치검사 시 : 건측 → 기준, 후에 환측, 건측, 환측 비교, 정상인들의 평균치와 비교

4 강도시간 곡선 (Strength-Duration Curve, S-D Curve)

- 전류강도와 자극 (통전)시간 사이의 관계를 전기적 진단에 응용한 것
• 문턱값 상태, 흥분을 일으키는 신경·근육의 수축을 지속적으로 유지하려면
→ 전류강도와 자극시간을 일정 유지, 전류강도↓↑ → 자극시간↑↓
• x축 (자극시간)과 y축 (전류강도)의 변화를 대수 눈금으로 작성

(1) 검사 방법
① x축에 해당하는 자극시간을 최대가 되도록 다이얼을 움직여 고정
→ Q. 강도시간 곡선검사 시 처음 자극시간 = 300msec가 최대
② 분산전극은 검사에 지장이 없는 부위에 배치
③ y축에 해당하는 전류 강도 서서히 올리며, 활성전극을 움직여 운동점을 찾는다.
④ 활성전극을 운동점에 배치하고, 전류강도를 서서히 올려 최소한의 가시 수축이 일어나는 지점에서 스위치를 작동하여 기록지에 점이 찍히도록 한다.

(2) 결과의 평가
    ① 정상근 : 기전류 해당 부분 (=보통 300msec에서 1msec 앞뒤까지 측정한 곡선 부분)까지는 거의 x축에 평행하게 이어지다가 보통 1msec를 앞뒤로 하여 곡선이 급격히 상승하면서 y축에 거의 평행
    ② 부분 혹은 완전 탈신경근
        a. 신경 손상이 불완전한 경우
            - 변성된 신경 → 자극시간 길어짐.
            - 변성 안 된 섬유 → 정상에 가까운 반응
            - 이들을 곡선으로 연결하면 마루 (kink)가 있는 불연속 곡선이 만들어짐.
        b. 부분 혹은 완전 탈신경 상태 : 강도시간 곡선은 x축과 평행한 부분이 짧아지면서 오른쪽 위로 이동, 신경 손상의 정도에 따라 10~50msec 앞뒤로 하여 곡선의 상승이 급격하게 일어남.
    ③ 회복중인 근
        a. 신경 재지배, 부분탈신경 근육에서의 강도시간 곡선과 매우 흡사한 모양
        b. 마루와 불연속 곡선이 불규칙
        c. 회복의 정도에 따라 1~30msec 사이에서 흔히 일어남.
            * 불연속이나 불규칙한 선 → 회복 가능성 높음, 불연속 많음 → 예후 좋다

5 평류강축비 (Galvanic Tetanus Ratio, GTR)

$$평류강축율 = \frac{강축을\ 일으키는데\ 필요한\ 전류량}{최소가시\ 수축\ (연축)을\ 일으키는데\ 필요한\ 전류량}$$

(1) 결과의 평가
    ① 정상근 : 3.5 ~ 6.5 (낮은 전류강도로도 최소가시 수축 일어남.)
    ② 변성근 : 1 ~ 1.5 (높은 전류강도로 최소가시 수축 일어남.)
    ③ 신경 재생 중 : 1 ~ 20, 범위 넓다.
    ④ 탈신경으로 갈수록 평류강축비 값이 낮아지는 이유는 정상근에서는 낮은 전류량으로도 신경이 반응하여 최소 가시 수축이 일어나지만, 탈신경근에서는 신경이 반응하지 못하고 근육이 반응함으로써 최소 가시 수축을 일으키는데 많은 전류량을 필요로 하기 때문이다.

6 맥동비 검사

(1) 통전시간이 각각 1msec와 100msec인 맥동전류로 근육을 자극했을 때 일어나는 근수축의 강도를 비로 나타낸 것
(2) 정상의 경우 2.2 : 1을 넘지 않는다.
(3) 손상의 진행 정도를 파악할 수 있다.

CHAPTER 06 단원정리문제

01 다음에서 설명하는 것은 Seddon의 신경 손상의 분류 중 어떤 것인가?

> 가. 감각 몸쪽부분 정상, 먼쪽부분은 감소나 상실
> 나. 전기자극검사 시 비변성 반응
> 다. 병변이 국소적으로 발생
> 라. Wallerian 변성은 나타나지 않는다.

① 신경 차단   ② 축삭 절단   ③ 신경 절단
④ 제3도 손상   ⑤ 제5도 손상

▶ 신경 차단은 압박, 타박상, 당김 등에 의해 신경의 흥분성이 일시적으로 상실된 상태, 축삭의 연속성이 없고 해부학적 손상 없는 상태로 생리적 전도장애가 일어난 것

02 Seddon의 신경 손상의 분류 중 축삭 절단에 대한 설명으로 맞는 것은?

① Wallerian 변성이 3~4주 후에 나타난다.
② 먼쪽부분은 흥분성이 약 3~4일 정도 있으나, 그 후 신경전도의 상실이 일어난다.
③ 축삭의 재생은 내과적 처치를 필요로 한다.
④ 축삭질과 말이집의 연결이 끊어진 상태이다.
⑤ 손상 부위에서 불완전한 축삭 전도장애가 나타난다.

▶ - 신경축삭의 재생은 하루에 1~4mm 정도이며, 한 달에 1inch 정도 회복
 - 2~3주에 나타남.
 - 외과적 처치가 필요함.
 - 완전한 축삭 전도장애

03 신경내초가 파괴된 상태로 흉터조직이 축삭의 재생을 방해하고, Wallerian 변성이 나타나며, Tinel 징후는 나타나지 않고, 예후도 불량한 손상은 무엇인가?

① 제4도 손상   ② 신경 차단   ③ 신경 절단
④ 제1도 손상   ⑤ 제3도 손상

▶ 제4도 손상은 심한 손상으로 신경외막과 신경주막의 일부만 보존된다.

정답 : 1.① 2.④ 3.①

04 변성검사 시 나타나는 반응이다. 이는 무슨 변성에 대한 설명인가?

- 단속평류전류로 근육 자극 시 완만한 수축
- 음극보다는 양극에서 양호한 반응
- 신경자극 시 무반응
- 감응전류로 자극 시 근육, 신경 무반응

① 정상반응　　② 부분변성　　③ 완전변성
④ 절대변성　　⑤ 신경 차단

05 시치검사와 시치 값에 영향을 미치는 변수들에 대한 설명으로 맞는 것은?

① 피부 저항이 큰 곳일수록 시치 값이 작아진다.
② 피부 저항, 혈류의 흐름, 나이, 부종, 전극의 위치들은 시치에 영향을 주지 않는다.
③ 시치검사 시 환측을 기준으로 삼는다.
④ 부종 (염증)이 있을수록 시치 값이 상승한다.
⑤ 혈액의 흐름이 원활하지 못한 곳은 시치가 낮다.

▶ - 시치검사 시 : 건측 → 기준, 후에 환측, 건측, 환측 비교, 정상인들의 평균치와 비교
- 피부 저항이 큰 곳일수록 시치값이 커짐.
- 피부 저항, 혈류의 흐름, 나이, 부종, 전극의 위치들은 시치에 영향을 미치는 변수
- 혈액의 흐름이 원활하지 못한 곳은 시치가 높음.

06 손상 신경의 재생에 대한 설명으로 맞지 않는 것은?

① 재생 속도는 일반적으로 하루에 1~4mm 정도이다.
② 운동신경이 회복이 가장 빠르다.
③ 직경이 굵고 말이집막이 두꺼운 신경이 가늘고 얇은 막의 신경보다 회복이 불량하다.
④ 회복은 연령이 어릴수록 좋고, 신경말단부와 손상 부위와의 거리가 짧을수록 양호하다.
⑤ 신경만 손상 받은 경우보다 주위 물렁조직 손상이 동반되었을 때 예후가 더 나쁘다.

▶ 회복 속도 : 통각 신경 > 촉각신경 > 고말이집(유수)용성감각신경 > 운동신경

정답 : 4_③ 5_④ 6_②

07 전기 자극검사 시 흥분성이 증가하는 경우는 무엇인가?

① 편마비 초기
② 단순한 근육의 병변
③ 상위 운동 신경의 병변
④ 근육섬유의 부분 손상 및 말초신경 병변의 초기
⑤ 근긴장증

08 변성 반응검사 시 부분변성일 때 나타나는 반응으로 맞는 것은?

① 감응전류로 검사 시 강축 크기 증가
② 단속평류 검사 시 완만한 수축
③ 반응의 질이 달라진다.
④ 예후가 매우 불량하다.
⑤ 손상 후 10일경부터 반응 변화가 나타난다.

09 변성검사 시 신경과 근육의 반응이 모두 무반응이며, 예후가 매우 불량하며, 완전변성의 말기에 이행하여 일어나는 변성은 무엇인가?

① 부분변성　② 정상반응　③ 완전변성
④ 절대변성　⑤ 신경 차단

10 완전변성 시 신경은 무반응, 근육은 완만하고 느리게 수축하는 반응이 일어나는 시기는 손상 후 몇 일 경부터 나타나는가?

① 손상 즉시　② 2일 후　③ 5일 후
④ 10일 후　⑤ 20일 후

▶ - 편마비 초기
- 뇌종양의 초기
- 말초신경 손상의 첫날
- 근위축이 없는 신경열
- 강축증
- 경련 체질
- 경미한 무도병
- 척수 질환의 초기

▶ - ①은 강축 크기 감소
- ③는 완전변성
- ④는 절대변성
- ⑤는 완전변성

▶ 절대변성
- 완전변성의 말기에 이행하여 일어남.
- 예후 매우 불량

▶ 반응 변화 : 손상 후 10일경부터

정답 : 7.① 8.② 9.④ 10.④

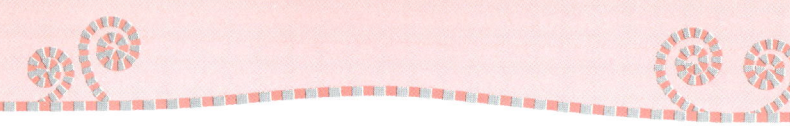
단원정리문제 해설

11 Seddon의 분류와 Sunderland의 분류 중에서 Wallerian 변성이 나타나지 않는 손상은 무엇인가?

① 제3도 손상　② 제2도 손상　③ 신경 절단
④ 축삭 절단　⑤ 신경 차단

▶ 신경 차단은 해부학적 손상 없는 상태로 생리적 전도장애가 일어난 것, Wallerian 변성은 나타나지 않으며, 회복이 빠르고 거의 정상으로 되돌아온다.

12 다음 중 절대변성이 나타나는 경우는 어떤 경우인가?

① 뇌종양
② 척수공동증
③ 말초신경의 외상성 병변
④ 진행성 근위축증의 말기
⑤ 말초신경의 신경염

▶ ①, ②, ③, ⑤는 부분 혹은 완전변성이 나타나는 경우

13 문턱값의 전류강도로 자극했을 때 자극이 유효하게 되는데 필요한 최단의 시간은 무엇인가?

① 이용시　② 시치　③ 기전류
④ 가시 수축　⑤ 맥동비

▶ - 시치 : 기전류의 2배 강도로 자극했을 때 반응이 일어나는데 필요한 최단의 시간
　- 기전류 : 자극시간을 충분히 준 상태에서 어떤 전류가 최소한의 가시 수축을 유발하는데 필요한 전류강도

14 시치에 대한 설명으로 맞지 않는 것은?

① 신경과 근육의 흥분성 나타내는 척도이다.
② 정상근육의 시치는 1msec이다.
③ 단위는 msec, sigma이다.
④ 흥분성이 높은 조직은 시치가 낮다.
⑤ 문턱값의 전류강도로 자극했을 때 자극이 유효하게 되는데 필요한 최단의 시간이다.

▶ ⑤ 기전류의 2배 강도로 자극했을 때 반응이 일어나는데 필요한 최단의 시간

정답 : 11.⑤　12.④　13.①　14.⑤

15 시치검사 시 완전변성 시 나타나는 반응은?

① 0.04msec ② 1msec ③ 2msec
④ 10msec ⑤ 15msec

16 축삭이나 수상돌기가 세포체와의 연결이 차단되어 말초부는 변성하여 소실되나 세포체에 가까운 부위는 정상, 축삭은 팽대해지고 이어서 분절한 후 소실하는 이 현상은 무엇인가?

① 역행변성 ② Wallerian 변성
③ 연접 횡단변성 ④ 제1도 손상
⑤ 신경 차단

17 강도시간 곡선에서 부분 혹은 완전 탈신경근에 대한 반응으로 맞지 않는 것은?

① 신경 손상이 불완전한 경우 변성된 신경의 자극시간은 길어진다.
② 회복의 정도에 따라 1~30msec 사이에서 흔히 일어난다.
③ 변성 안 된 섬유는 정상에 가까운 반응이 나타난다.
④ 신경 손상의 정도에 따라 10~50msec 앞뒤의 곡선 급격 상승한다.
⑤ 강도시간 곡선은 x축과 평행한 부분이 짧아지면서 오른쪽 위로 이동한다.

18 평류강축비에 대한 반응으로 맞는 것은?

① 정상의 경우 2.2 : 1을 넘지 않는다.
② 손상의 진행 정도를 파악할 수 있다.
③ 정상근은 2.5~5.5이다.
④ 신경 재생 중일 경우 1~10으로 범위가 좁다.
⑤ 변성근에서 높은 전류강도로 최소 가시 수축이 일어난다.

단원정리문제 해설

▶ - 정상근 : 시치가 0.04~0.8msec 범위 (1msec 초과하지 않음.)
- 부분변성 : 혹은 회복기 → 시치가 10msec 전후
- 완전변성 : 시치가 15msec 이상으로 길어짐.
- 일반적으로 흥분성이 증가하는 질환에서는 시치가 낮아지고, 흥분성이 감소하는 질환에서는 시치가 증가한다.

▶ - 역행변성 : 핵이 위축되고 Nissl 소체의 분절 및 염색질 용해된다.
- 연접 횡단변성 : 연접부를 넘어 그 다음 신경원에 염색질 용해가 일어나는 변성
- 제1도 손상 : Wallerian 변성은 나타나지 않음.
- 신경 차단 : 직경이 큰 신경에서 자주 발견되며, 해부학적 손상이 없는 상태

▶ 회복 중인 근에 대한 반응

▶ ①과 ②는 맥동비검사에 대한 설명
- 정상근은 3.5~6.5
- 신경 재생 중 : 1~20, 범위 없음.

정답 : 15_⑤ 16_② 17_② 18_⑤

MEMO

Chapter 7

지속형 직류를 이용한 치료

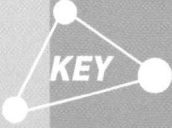

- 이번 chapter에서는 시간의 흐름에 따라 크기와 방향이 바뀌지 않는 지속형 직류의 기본개념을 이해하고 지속형 직류의 음극과 양극에서 나타나는 효과를 이용한 치료에 대하여 알아보도록 하겠습니다.

꼭! 알 아 두 기

1. 지속형 직류의 정의
2. 전기영동, 전기삼투, 직류충혈
3. 직류통전 시 양극과 음극에서 나타나는 효과
4. 치료적 효과
5. 적응증과 금기증

CHAPTER 07 지속형 직류를 이용한 치료

1 개요

(1) 지속형 직류의 정의
- 시간의 흐름에 대하여 방향이나 크기가 모두 변하지 않고 일정한 직류
= 평류전류

 * 단속 직류 : 방향은 일정하지만 크기가 변하는 직류
 * 역전형 직류 : 방향이 주기적으로 변하는 직류

(2) 지속형 직류의 물리·화학적 및 생리적 효과
① 전기영동 : 직류 통전 시 입자들 이동 → 음극
② 전기삼투 : 고정된 고체에 대하여 액체가 직류 전압에 의해서 이동하는 현상
③ 직류충혈 : 피부모세혈관의 화학적 자극 → 혈관 운동 효과

【 직류통전 시 양극과 음극에서 나타나는 효과 】

양극 (positive pole)	음극 (negative pole)
산소를 흡인	수소를 흡인
산성 반응	알칼리성 반응
조직의 탈수	조직의 액화
혈관의 수축	혈관의 확장
허혈의 원인	충혈의 원인
살균 효과 많음	살균 효과 적음
염기의 금속, 알칼로이드에 반발	산이나 산기, 할로겐 원소에 반발
산화에 의한 금속의 부식	금속의 부식 없음
울혈에 의한 통증의 감소	허혈의 경우를 제외하고는 통증의 원인
출혈의 정지	출혈의 원인
진정 효과	자극 효과
통증 감소	통증 증가

- 양극과 음극 모두에서 나타나는 효과 : 물리·화학적 효과 → 가열 효과
  생리적 효과 → 혈관운동 자극 효과
- 소금물 전기분해 시 산소 : 수소 = 1 : 2
- 직류통전 시 피부가 견딜 수 있는 범위 : $2mA/inch^2$
- 정상피부의 평균적 전류량 : $1/2~1mA/inch^2$
- 치료시간 : 보통 15~20분

2 직류의 임상적 치료 양식

(1) 의료적 직류요법

- 약물의 유도없이 직류의 양극과 음극에서 나타나는 효과를 이용하여 환자를 치료하는 전기치료법
  - 환자의 열감 → 전류의 과잉 또는 수분 불충분
  - 가로 방향 배치로 같은 크기의 전극을 사용하는 게 좋다.
  - 직류욕조 (galvanic bath) : 절연에 주의해야 하며, $92°~100°F$ 정도로 한다.

① 음극 직류요법
  a. 신경의 압박이나 팽윤, 유착 등으로 인한 만성 통증의 완화를 위하여 처방
  b. 허혈이 발생하여 유발된 통증을 완화시키는데 매우 효과적
  c. 통증 감소 효과를 얻기 위해서는 전류를 최대강도로 적용하는 것이 좋다.
  d. $0.5~0.8mA/cm^2$, 시간은 10분부터 시작하여 5분씩 증가하여 나중에 20분 정도로 함.
  e. 치료 빈도는 2일에 한번 정도로 하고, 환자가 견딜 수 있는 범위 내에서 한다.

② 양극 직류요법
  a. 통증의 감소는 염증 혹은 허혈 부위에 비정상적으로 농축된 H^+와 K^+ 이온이 제거됨으로써 이루어진다.
  b. 최대 효과를 얻으려면 낮은 전류강도를 가능한 장시간 적용한다.

③ 치료적 효과 (생리적 효과)
  a. 피부 혈관운동의 자극과 국소 순환작용의 증진
  b. 급성 및 만성 염증성 산물의 재용해 촉진
  c. 허혈 또는 울혈에 의한 통증의 완화
  d. 조직 대사작용의 증진
  e. 각 조직에 영양물질의 공급 촉진

④ 적응증
  a. 유착
  b. 타박상
  c. 염좌 및 좌상
  d. 점액낭염
  e. 신경통
  f. 류마티스성 질환

⑤ 금기증
　　a. 열린 피부
　　b. 감염
　　c. 뼈 돌출부
　　d. 감각 상실 부위
　　e. 건성 흉터 조직
　　f. 피부 병터

(2) 외과적 직류요법
　- 직류통전 시 나타나는 조직 파괴의 부식성 극효과를 이용하여 환자를 치료하는 전기치료법

① 치료 효과
　　a. 음극에서의 조직액화
　　b. 양극에서의 조직응고

② 적응증
　　a. 불필요한 털의 제거
　　b. 피부의 점 제거

③ 적용 기술
　　a. 활성전극은 화학적 변화를 일으키지 않는 백금-이리듐 합금전극을 사용
　　b. 분산전극은 염수에 충분히 적신 후 치료 부위의 반대편에 배치
　　c. 치료 목적이 조직액화를 위한 경우 활성전극을 음극에 연결
　　d. 치료 목적이 응고를 위한 경우 활성전극을 양극에 연결
　　e. 의료적 직류요법과의 차이점
　　　- 의료적 직류요법 : 조직의 파괴를 일으킬 정도로 전류강도를 높여서는 안 됨.
　　　- 외과적 직류요법 : 조직의 파괴가 목적

CHAPTER 07 단원정리문제

01 직류통전 시 양극에서 나타나는 효과는?

① 출혈의 정지　　② 조직의 액화
③ 금속의 부식 없음　　④ 자극 효과
⑤ 수소를 흡인

02 양극과 음극 모두에서 나타나는 효과는 무엇인가?

① 열효과　　② 조직의 액화
③ 통증의 감소　　④ 알칼리성 반응
⑤ 조직의 탈수

03 소금물 전기분해 시 산소와 수소의 비는?

① 2 : 1　　② 1 : 2　　③ 3 : 1
④ 1 : 1　　⑤ 1 : 3

단원정리문제 해설

▶ ②, ③, ④, ⑤는 음극에서의 효과

▶ - 물리·화학적 효과 → 열효과
- 생리적 효과 → 혈관운동 자극 효과

▶ 산소 : 수소 = 1 : 2

정답 : 1_① 2_① 3_②

04 직류통전 시 피부가 견딜 수 있는 범위로 맞는 것은?

① 0.1mA/inch² ② 0.5mA/inch²
③ 1mA/inch²   ④ 2mA/inch²
⑤ 3mA/inch²

▶ - 정상피부의 평균적 잔류량
    : 1/2~1mA/inch²
  - 직류통전 시 피부가 견딜 수 있는 범위 :
    2mA/inch²

05 음극 직류요법에 대한 설명으로 맞지 않는 것은?

① 허혈이 발생하여 유발된 통증을 완화시키는데 매우 효과적이다.
② 신경의 압박이나 팽윤, 유착 등으로 인한 만성 통증의 완화를 위하여 처방한다.
③ 최대 효과를 얻으려면 낮은 전류강도를 가능한 장시간 적용한다.
④ 시간은 10분부터 시작하여 5분씩 증가하여 나중에 20분 정도로 한다.
⑤ 치료 빈도는 2일에 한번 정도로 하고 환자가 견딜 수 있는 범위 내에서 한다.

▶ - 음극 직류요법 : 통증 감소 효과를 얻기 위해서는 전류를 최대강도로 적용하는 것이 좋다.
  ②는 양극 직류요법임.

06 의료적 직류요법의 치료적 효과(생리적 효과)로 맞게 짝지어진 것은?

> 가. 급성 및 만성 염증성 산물의 재용해 촉진
> 나. 허혈 또는 울혈에 의한 통증의 완화
> 다. 피부 혈관운동의 자극과 국소 순환작용의 증진
> 라. 각 조직에 영양물질의 공급 촉진

① 가, 나, 다   ② 가, 다   ③ 나, 라
④ 라   ⑤ 가, 나, 다, 라

▶ 가, 나, 다, 라 외에 조직 대사작용의 증진도 치료적 효과에 해당함.

정답 : 4_④ 5_③ 6_⑤

07 의료적 직류요법의 금기증인 것은?

① 류마티스성 질환　　② 신경통
③ 점액낭염　　　　　　④ 건성 흉터 조직
⑤ 염좌 및 좌상

▶ - 적응증 : 유착, 타박상, 염좌 및 좌상, 점액낭염, 신경통, 류마티스성 질환
- 금기증 : 개방된 피부, 감염, 뼈 돌출부, 감각 상실 부위, 건성 흉터 조직, 피부 병터

08 의료적 직류요법과 외과적 직류요법에 대한 설명으로 맞지 않는 것은?

① 의료적 직류요법의 금기증은 개방된 피부이다.
② 외과적 직류요법에서 치료 목적이 조직액화를 위한 경우 활성전극을 음극에 연결
③ 피부의 점 제거는 외과적 직류요법의 적응증이다.
④ 의료적 직류요법의 적응증은 타박상이다.
⑤ 의료적 직류요법과 외과적 직류요법의 차이점은 없다.

▶ - 의료적 직류요법 : 조직의 파괴를 일으킬 정도로 전류강도를 높여서는 안 됨.
- 외과적 직류요법 : 조직의 파괴가 목적

정답 : 7 ④　8 ⑤

Chapter 07 지속형 직류를 이용한 치료 | **85**

MEMO

Chapter 8
이온도입치료

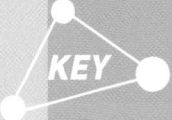

- 이온도입치료는 지속형 직류를 치료에 응용한 기본적이면서 가장 보편화 된 치료기법입니다. 특히나 약물의 극성과 각각의 약물의 치료 효과 때문에 까다롭게 느껴질 수 있습니다. 이번 chapter에서는 이온도입치료의 원리와 적용기술에 대하여 알고, 치료 효과와 치료의 장점과 단점에 대하여 알아보도록 하겠습니다.

꼭! 알 아 두 기

1. 이온도입치료의 정의
2. 이온도입원리에 대한 실험
3. 적용기술 (활성전극과 분산전극의 관계 등)
4. 대표적인 약물들의 치료효과 (구리-항진균 효과, 아연-창상 부위에 수렴 효과 등)
5. 이온도입법의 장점과 단점

CHAPTER 08 이온도입치료

1 이온도입치료의 개요

(1) 이온도입치료의 정의
- 같은 극끼리는 서로 반발하고 반대되는 극끼리는 서로 끌어당기는 전기의 성질의 이용하여 지속형 직류를 사용해 이온화된 약품을 피부를 통해 주입시키는 전기치료의 한 방법

(2) 이온도입원리에 대한 실험
  ① Leduc의 실험
   - 토끼 두 마리를 직렬로 연결하여 전류가 두 토끼를 통하여 흐르도록 한 다음, 양극 쪽에는 스트리키닌을, 그리고 음극 쪽에서는 시안화칼륨을 적용. 그 결과 첫 번째 토끼는 스트리키닌 이온에 의해 강직성 경련을, 두 번째 토끼는 시안화 중독을 일으키면서 죽는 것을 관찰. Leduc은 다시 전극을 처음과 반대로 적용한 상태에서 두 번째 실험을 실시하였는데, 이 때 토끼에게서 아무런 현상도 나타나지 않음. 이로써 약품과 같은 극성의 전극을 사용하면 이온화된 약품을 생체에 주입시킬 수 있다는 사실을 확인함.

  ② 감자 실험
   - 감자의 윗부분에 둥그런 홈을 판 다음 요오드화 칼륨 용액을 붓고 감자의 양끝 부분에 음극과 양극을 삽입하여 직류를 흘리면 요오드 음이온이 양극으로 끌리게 되어 양극에서 요오드에 의한 전분 반응이 일어나 감자의 색이 푸른빛으로 변하게 된다.

(3) 일반적인 적용 기술
  ① 전극은 편평하게 펴서 전류가 전극의 각 면에서 일정하게 유도되도록 한다.
  ② 활성 패드 전극은 용액을 충분히 흡수할 수 있는 거즈나 면 등으로 만든다.
  ③ 패드의 두께는 약 1/2inch가 적당
  ④ 양이온을 도입시킬 때는 양극을, 음이온을 도입시킬 때는 음극을 활성 전극으로 사용
  ⑤ 양극을 활성 전극으로 사용 : 분산전극은 활성전극의 약 2배
  ⑥ 음극을 활성 전극으로 사용 : 활성전극은 분산전극의 약 2배
   → 음극에 집중되는 화학적 자극제에 의한 피부 손상을 방지하기 위함.
  ⑦ 손이나 발과 같이 패드 부착이 곤란한 곳은 욕조를 분산전극으로 이용
  ⑧ 치료 용량 (단위)은 전류 (mA)×시간 (min)을 사용
  ⑨ 낮은 전류강도가 높은 전류강도보다 더 효과적
   → 전류강도는 이온도입의 양에 영향을 미치지만 피부 손상 등의 문제 때문
  ⑩ 약물은 1~5% 정도의 농도를 사용

2 대표적인 약물들의 이온도입법

(1) 초산 (acetate⁻)

　① 치료 효과

　　a. 관절 주위에 침착된 칼슘을 용해하는 효과
　　b. 초산반응 효과
　　c. 근경축 완화 효과

　② 적응증

　　a. 관절의 칼슘 침착증
　　b. 칼슘 침착으로 인한 오십견
　　c. 화골성 근염
　　d. 근경축

(2) 구리 (Cu⁺)

　① 치료 효과

　　a. 항진균 효과
　　b. 방부작용
　　c. 국소적 살균 효과

　② 적응증

　　a. 곰팡이 감염
　　b. 만성 귓물
　　c. 만성 자궁목점막염
　　d. 자궁 경부미란
　　e. 손과 발의 만성 곰팡이 감염
　　f. 알레르기성 코염

(3) 아연 (Zn⁺)

　① 치료 효과

　　a. 창상 부위에 수렴 효과
　　b. 충혈과 삼출물을 제거하는 소염 효과

　② 적응증

　　a. 무통성 궤양
　　b. 혈관 운동성 코염
　　c. 과립성 결막염
　　d. 열린 창상
　　e. 습진
　　f. 피부염
　　g. 상처 치유 촉진

③ 금기증
    a. 천식
    b. 코뒤 흐름
    c. 호흡 감염
    d. 정맥굴염
    e. 재채기 발작

(4) 히스타민 (histamine$^+$)
  ① 치료 효과
    a. 혈관 확장
    b. 충혈 효과
    c. 외상성 통증과 류마티스성 물렁조직 질환에 대한 반자극 효과
  ② 적응증
    a. 물렁조직의 외상성 질환
    b. 물렁조직의 류마티스성 질환
    c. 모든 형태의 관절염
    d. 염좌
    e. 윤활막염 (활막염)
    f. 힘줄윤활막염 (건초염), 점액낭염
    g. 섬유염
    h. 근염
    i. 근육통
    j. 말초 혈관 질환
    k. 만성 무통성 궤양
    l. 부종

    * 부작용으로 두통이나 현기증, 가려움증, 종창 등이 나타날 수 있으므로 치료 시 혹은 치료 후에 잘 관찰해야 한다.

(5) 메콜린 (choline$^+$)
  ① 치료 효과
    a. 부교감신경의 자극 효과
    b. 강력한 국소 충혈
    c. 치료 부위에 땀남 (발한)
    d. 혈관의 확장으로 혈압의 감소
  ② 적응증
    a. 모든 형태의 관절염
    b. 말초 혈관 질환 : Buerger병, Raynaud병, 만성 정맥염
    c. 신경염
    d. 염좌

　　　　e. 부종

(6) 요드 칼륨 (iodine⁻)

　① 치료 효과

　　a. 섬유용해 효과

　　b. 항곰팡이 효과

　　c. 항균 효과

　② 적응증

　　a. 흉터 조직

　　b. 유착 조직

　　c. 염좌

　　d. 섬유소염

　　e. 흉터종

(7) 염화나트륨 (chloride⁻)

　① 치료 효과

　　a. 흉터 조직 및 유착 조직의 신장력 증가

　　b. 통증 감소

　　c. 땀남 억제 효과

　② 적응증

　　a. 흉터 조직 (반흔조직)

　　b. 유착 조직

　　c. 신경통

　　d. 땀과다증 (다한증)

3 임상에서의 이온도입법

(1) 통증 감소 : Lidocain⁺, Trolamine Salicylate⁻

(2) 염증 감소 : Hydrocortisone⁺, Trolamin salicylate⁻

(3) 부종 감소 : Mecholy⁺, Hyaluronidase⁺

(4) 경축 감소 : Magnesium⁺

(5) 통풍성 결절의 용해 : Lithium⁺

(6) 흉터 조직 형성 감소 : Chlorine, iodine, methly salicylate

(7) 삼차 신경통 : potassium iodide

(8) 류마티스성 기운목(사경) : 양극은 봉독, 음극은 potassium iodide

(9) Dupuytren 구축 : 양극은 hydrocortison, 음극은 potassium iodide

(10) 테니스 팔꿉증 : histacon, hydrocortison, novocain

(11) 대상포진 : procain, novocaine

(12) 궁둥 (좌골)신경통 : novocaine

(13) 염좌 : potassium iodide

4 이온도입법의 장점과 단점

(1) 장점

① 약품을 피부를 통해 주입하므로 소화기계 장애가 없다.
② 주사에서 나타날 수 있는 피부 손상이나 통증이 없다.
③ 병터가 피부 가까이 있을 경우, 직접적으로 정확하게 적용할 수 있다.
④ 침범된 기관의 치료 시 피부장기 반사활을 통한 간접적인 혈액 순환의 증가를 가져온다.
⑤ 약물이 피하에 저장되어 치료 효과가 장기간 지속된다.

(2) 단점

① 극성이 있는 약물을 제외하고는 이온도입이 안 된다.
② 도입되는 양을 정확하게 측정할 수 없기 때문에 가끔 과다 용량에 의한 부작용이 있을 수 있다.

CHAPTER 08 단원정리문제

01 약품과 같은 극성의 전극을 사용하면 이온화된 약품을 생체에 주입시킬 수 있다는 사실을 확인한 이온도입 실험으로 맞게 짝지어진 것은?

| 가. Leduc의 실험 | 나. 표면장력실험 |
| 다. 감자실험 | 라. 전기생리실험 |

① 가, 나, 다 ② 가, 다 ③ 나, 라
④ 라 ⑤ 가, 나, 다, 라

▶ 이온도입 원리에 대한 실험
- Leduc의 실험
- 감자실험

02 이온도입치료 시 일반적인 약물의 농도 범위는?

① 0.1~0.3% ② 1~5% ③ 10~15%
④ 20~30% ⑤ 30~40%

▶ 일반적으로 약물은 1~5% 정도의 농도를 사용

03 이온도입치료 시 일반적인 적용기술에 대한 설명으로 맞지 않는 것은?

① 치료 용량 (단위)은 전류 (mA)×시간 (min)을 사용한다.
② 높은 전류강도가 낮은 전류강도보다 더 효과적이다.
③ 손이나 발과 같이 패드 부착이 곤란한 곳은 욕조를 분산전극으로 이용한다.
④ 활성패드전극은 용액을 충분히 흡수할 수 있는 거즈나 면 등으로 만든다.
⑤ 양이온을 도입시킬 때는 양극을, 음이온을 도입시킬 때는 음극을 활성전극으로 사용한다.

▶ 전류강도는 이온도입의 양에 영향을 미치지만 피부 손상 등의 문제 때문에 낮은 전류강도가 높은 전류강도보다 더 효과적이다.

정답 : 1 ② 2 ② 3 ②

04 양극을 활성전극으로 사용 시 분산전극의 크기는?

① 활성전극과 같은 크기 ② 활성전극의 2배
③ 활성전극의 1/2 크기 ④ 활성전극의 약 1/3 크기
⑤ 상관없다

▶ - 양극을 활성전극으로 사용 : 분산전극은 활성전극의 약 2배
  - 음극을 활성전극으로 사용 : 활성전극은 분산전극의 약 2배
   ↳ 음극에 집중되는 화학적 자극제에 의한 피부 손상을 방지하기 위함.

05 항진균 효과와 방부작용을 나타내고, 진균 감염과 알레르기성 코염 (비염)에 적응증인 물질은?

① $chloride^-$ ② $histamine^+$ ③ $acetate^-$
④ Cu^+ ⑤ Zn^+

▶ 구리(Cu^+)
  - 항진균 효과
  - 방부작용
  - 국소적 살균 효과

06 약물들과 그 효과의 연결이 맞는 것은?

① $Chloride^-$: 발한 억제 효과
② $Acetate^-$: 부교감신경의 자극 효과
③ Cu^+ : 혈관 확장
④ $Histamine^+$: 항진균 효과
⑤ Zn^+ : 창상 부위에 수렴 효과

▶ - $Acetate^-$: 근경축 완화 효과
  - Cu^+ : 항진균 효과
  - $Chloride^-$: 흉터조직 및 유착조직의 신장력 증가
  - $Histamine^+$: 혈관 확장
  - Zn^+ : 창상 부위에 수렴 효과

07 이온도입법의 장점에 대한 설명으로 맞지 않는 것은?

① 주사에서 나타날 수 있는 피부 손상이나 통증이 없다.
② 약품을 피부를 통해 주입하므로 소화기계 장애가 없다.
③ 도입되는 양을 정확하게 측정할 수 없다.
④ 약물이 지하에 저장되어 치료 효과가 장기간 지속된다.
⑤ 침범된 기관의 치료 시 피부장기 반사활을 통한 간접적인 혈액 순환의 증가를 가져온다.

▶ 단점
  - 극성이 있는 약물을 제외하고는 이온 도입이 안 된다.
  - 도입되는 양을 정확하게 측정할 수 없기 때문에 가끔 과다 용량에 의한 부작용이 있을 수 있다.

정답 : 4_② 5_④ 6_⑤ 7_③

Chapter 9

신경지배근의 전기자극치료

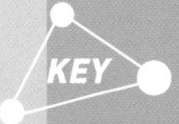

■ 신경지배근의 자극특성과 자극효과를 이해하여 정상적인 신경지배를 받고 있는 환자에 대한 치료계획을 수립하고 임상적으로 적용할 수 있도록 하는 것이 중요합니다. 이번 chapter에서는 극성 공식과 신경지배근 자극과 전류밀도, 자극시간, 전류의 변화속도의 관계, 자극강도와 전류강도에 대한 인체의 변화에 대하여 알아보도록 하겠습니다.

꼭! 알 아 두 기

1. 신경지배근의 자극 목적
2. 극성 공식
3. 신경지배근 자극과 전류밀도, 자극시간, 전류의 변화속도의 관계
4. 신경지배근에 대한 전기자극의 효과
5. 전극배치법
6. 자극강도와 전류강도에 대한 인체의 변화
7. 근피로도
8. 운동점

CHAPTER 09 신경지배근의 전기자극치료

1 신경지배근의 전기자극 특성

(1) 신경지배근의 자극 목적
   ① 고정이나 불용성으로 인한 위축 시의 근력 증강
   ② 척추옆굽음의 교정과 치료
   ③ 마비환자나 요실금 환자의 배뇨장애 치료
   ④ 보장구 대용 등 기능적 전기치료의 한 형태로 사용
   ⑤ 근력 및 지구력 증강과 같은 특수한 목적으로 운동선수들에게 적용
   ⑥ 순환의 증진
   ⑦ 경련성 완화 및 관절운동 범위 유지

(2) 신경지배근의 특성
   - 자극 시 신경섬유가 흥분하여 지배하는 근육 수축
   - 음극으로 자극 시 축삭의 흥분성 증가로 문턱값이 낮아지고 반면에 양극으로 자극 시 축삭은 흥분성을 잃게 되어 문턱값이 높아진다.

   ① Pflüger's Law
      a. 건강한 근육의 직류 자극 시 음극을 활성전극으로 사용하면 양극을 활성전극으로 사용할 때보다 낮은 전류로 수축을 일으킬 수 있다.
      b. 자극에 대한 흥분성을 큰 순서대로 쓴 것을 극성 공식이라고 한다.
      c. 극성 공식 : 정현파 사용 시 신경을 자극 → 반응 순서
         - CCC 〉 ACC 〉 AOC 〉 COC (정상 근육)
         - CCC 〈 ACC 〈 AOC 〈 COC (탈신경 근육)
         - C.C.C : 음극 (cathode)을 활성 전극, 스위치 폐쇄 (정상 신경근 효과)
         - A.C.C : 양극 (anode)을 활성 전극, 스위치 폐쇄 (비정상 신경근 효과)
         - 변성근 : 순서 바뀜 → 극성 역전

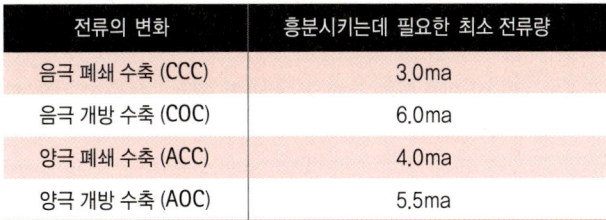

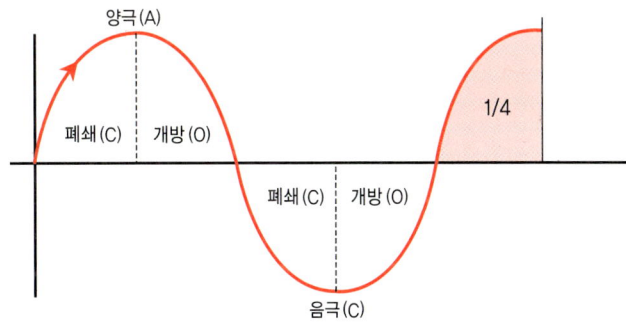

② DuBois-Reymond's Law
   a. 신경자극 시 전류의 변화 속도에 대한 법칙
   b. 전류의 변화 속도가 빠르면 빠를수록 낮은 강도의 전류로 반응을 일으킬 수 있다.
      - 전류의 변화 속도가 느리면 신경이 적응현상을 일으켜 문턱값 (역치)이 높아지기 때문이다.

③ 신경지배근의 자극 조건
   a. 전류밀도 : 전류강도의 제곱에 비례하고 전극의 단면적에 반비례
   b. 자극시간 : 정상 신경지배근의 자극시간은 짧게 하고 탈신경근육의 자극시간은 길게
   c. 전류의 변화 속도 : 신경의 적응이 일어나지 않도록 전기 자극이 빠르게 변화해야 한다.
      직류로 자극 시 적응을 피하기 위해 문턱값 도달 시간이 $60\mu s$ 이내

(3) 신경지배근에 대한 전기자극의 효과
   ① 근육섬유의 형태 변화
      a. 고속근을 장기간 동안 저주파로 자극하면 저속근에서의 수축 형태와 유사한 수축을 고속근에서도 유발
      b. 전기자극 시 근육섬유 변화 : Type I → Type II b (힘↑, 피로↓) → Type II a (힘↑, 피로↑)
         * Type I : 피로에 약함, 힘↑, 팔과 다리, 단거리 선수
         * Type II : 피로 강함, 힘↓, 자세유지근에 많음, 장거리 선수

   ② 대사작용의 변화
      a. 고속근에 오랜 기간 전기자극을 가하면 근육의 산소대사가 증가하여 근육의 능력이 향상
      b. 지속적인 전기자극에 의해 훈련된 근육이 피로를 덜 느낀다.
      c. 전기적 자극에 의해 고속근섬유가 저속근섬유의 특징을 갖게 되고, 이 때 고속근과 저속근의 중간 형태의 섬유가 함께 나타남.

③ 혈관의 변화
   a. 아직까지 논란이 많다.
   b. 여러 연구 결과를 통해 전기적 자극이 말초혈관 질환을 가진 환자들의 혈류 증진을 위해 혈관확장제나 교감신경절제술 대신 사용될 수 있음을 시사함.

2 신경지배근의 전기자극 적용

(1) 전극의 배치

① 1극 배치법
   - 크기가 작은 활성전극과 활성전극보다 큰 분산전극을 한 쌍으로 하여 배치하는 방법
     • 활성전극은 근육의 운동점, 분산전극은 같은 편 팔다리에 배치
     • 활성전극이 분산전극보다 크기가 작아 전류밀도가 높아서 치료 효과는 활성전극에서 나타난다.
     • 1극 배치 방법은 각 근육의 운동점을 자극할 때 사용

② 2극 배치법
   - 대략 같은 크기의 비교적 큰 전극 2개를 사용
     • 활성전극과 분산전극의 구분이 없다.
     • 한 전극의 배치점이 운동점이고, 다른 전극은 발통점이면 운동점에서는 근육의 수축 효과가 나타나고 발통점에서는 통증 억제 효과가 부가적으로 나타난다.
     • 근육의 운동이 목적일 땐 근육군의 힘살에 가까운 이는곳과 닿는곳에 전극을 배치
     • 큰 근육의 자극이나 특발성 척추옆굽음증에 사용

③ 4극 배치법
   - 독립적인 채널을 가진 전극 두 쌍을 배치하는 방법
     • 경피신경전기자극법이나 간섭전류치료 시 자주 사용

(2) 전류의 방향
   ① 상향 전류 형성 : 음극을 몸의 몸쪽에 배치하고, 양극을 먼쪽에 배치
   ② 하향 전류 형성 : 양극을 몸의 몸쪽에 배치하고, 음극을 먼쪽에 배치
   ③ 단일 근육만을 자극하고자 하면 전극의 거리를 가깝게 하고, 심부의 다른 근육까지 자극하고자 하면 좀 더 멀리 배치

(3) 기타 자극의 변수들
   ① 자극 빈도
      - 정상 지배근을 전기자극할 때는 강축을 유발
      - 강축은 적어도 초당 20~25pps 정도는 되어야 한다.
      - 30pps 이상의 자극은 근장력을 증가시키는데 부적절하고 근피로를 빨리 일으킨다.
      - 전기 자극에 의한 근수축 동안 저항을 주면 근력 증강에 효과적임.
      - 편안한 자세로 근육을 약간 신장시킨 상태에서 실시하는 것이 고유감각수용기를 자극할 수 있어 더 효과적임.

a. 맥동빈도 : 근피로 유발과 근수축 형태에 영향

　　　　1pps → 최소 가시 수축, 15~50pps → 강축
　　　　35pps 이상의 맥동빈도는 근피로도 증가
b. 맥동기간 : 짧을수록 높은 강도, 길수록 낮은 강도, 보통 200~500㎲ 맥동기간 효율적임.
c. 경사시간 : 순응률을 높이기 위해 빨리 최대강도로, 경련성인 경우 느리게함.
d. 단속시간비 : 자극시간 → 휴식시간 비로 근피로도와 밀접
　　　　치료 목적에 따라 1:1~1:5로
　　　　근력 증강 시 1:3~1:5로 근피로도를 줄임.

근피로도
- 낮은 주파수가 높은 주파수보다 작은 피로도
- 자극기간이 길어지면 근피로 저항이 증가
- 근수축과 근수축 간의 적당한 휴식시간 필요

② 전류강도
　a. 최대 수축에 이르렀다고 판단되면 더 이상 전류강도를 높이지 않도록 한다.
　b. 필요 이상의 전류강도는 불쾌감을 유발하고 근피로를 가중시킨다.
　c. 근력 증강, 관절 범위 증진 → 강한 강도
　d. 근재 교육, 경련성 치료 → 중등도 강도

③ 치료시간
　a. 환자가 견딜 수 있는 내성과 치료 목적에 따라 다르다.
　b. 개개인이 다르지만 근피로 징후 시 중지

④ 치료 빈도
　- 가능하면 1일 1회 치료

⑤ 운동점
　a. 적은 전류강도로도 통증 없이 다른 부위보다 반응이 잘 나타나는 지점
　b. 신경이 깊이 묻히지 않은 근복
　c. 근힘살의 이는곳이나 종말판대라고 알려진 신경이 근육으로 들어가는 부위
　d. 신경줄기의 운동점은 피부에 가장 가까운 부위
　e. 긴신경의 운동점은 신경의 경로를 따라 몇 군데
　f. 병적상태에서의 근육의 운동점 → 먼쪽으로 대체
　g. 신경의 운동점은 변성의 정도에 따라 전체적으로 전혀 나타나지 않기도 함.

3 신경지배근의 전기적 적용 예

(1) 불용성 위축으로 인한 근력 약화 시의 근력 증강

(2) 척추옆굽음증의 교정과 치료
(3) 마비환자나 요실금환자의 배뇨장애 치료
(4) 순환의 증진
(5) 보장구 대치
(6) 경련성 완화
(7) 관절운동 범위 유지
(8) 신경지배근을 주된 대상으로 하는 자극 종류
 - 간섭전류치료, 고전압 맥동전류치료, 기능적 전기치료, 역동전류치료

CHAPTER 09 단원정리문제

01 신경지배근의 자극 목적이 아닌 것은?

① 고정이나 불용성으로 인한 위축 시의 근력 증강
② 마비환자나 요실금 환자의 배뇨장애 치료
③ 척추옆굽음증의 교정과 치료
④ 근력 및 지구력 증강과 같은 특수한 목적으로 운동선수들에게 적용
⑤ 조직의 창상 치유

▶ 자극 목적
- 척추옆굽음의 교정과 치료
- 마비환자나 요실금 환자의 배뇨장애 치료
- 보장구 대용 등 기능적 전기치료의 한 형태로 사용
- 근력 및 지구력 증강과 같은 특수한 목적으로 운동선수들에게 적용
- 순환의 증진
- 경련성 완화 및 관절운동 범위 유지

02 탈신경 근육에서 볼 수 있는 자극의 흥분성 반응 순서는?

① CCC 〉 ACC 〉 AOC 〉 COC
② COC 〉 AOC 〉 ACC 〉 CCC
③ CCC 〉 COC 〉 AOC 〉 ACC
④ COC 〉 ACC 〉 AOC 〉 CCC
⑤ CCC 〉 AOC 〉 ACC 〉 COC

▶ 건강한 근육의 직류자극 시 음극을 활성 전극으로 사용하면 양극을 활성전극으로 사용할 때보다 낮은 전류로 수축을 일으킬 수 있다.
CCC 〉 ACC 〉 AOC 〉 COC (정상 근육)
CCC 〈 ACC 〈 AOC 〈 COC (탈신경 근육)

03 신경과 근육의 전기자극 시 영향을 주는 요소로 맞는 것은?

| 가. 전류밀도 | 나. 자극시간 |
| 다. 전류의 변화 속도 | 라. 환자의 심리상태 |

① 가, 나, 다   ② 가, 다   ③ 나, 라
④ 라   ⑤ 가, 나, 다, 라

- 전류밀도 : 전류강도의 제곱에 비례하고 전극의 단면적에 반비례
- 자극시간 : 정상신경지배근의 자극시간은 짧게 하고, 탈신경 근육의 자극시간은 길게
- 전류의 변화 속도 : 신경의 적응이 일어나지 않도록 전기자극이 빠르게 변화해야 한다

정답 : 1 ⑤ 2 ① 3 ①

04 전극배치법에 대한 설명 중 맞는 것은?

① 단극배치법은 각 근육의 발통점을 자극할 때 사용한다.
② 단극배치법 시 활성전극은 근육의 운동점, 분산전극은 다른 편 팔다리에 배치한다.
③ 양극배치법은 활성전극과 분산전극의 구분이 있다.
④ 양극배치법 시 발통점에서는 근육의 수축 효과가 나타난다.
⑤ 4극 배치법은 경피신경 전기자극법이나 간섭전류치료 시 자주 사용된다.

05 신경지배근에 대한 전기자극의 효과에 대한 설명으로 맞지 않는 것은?

① 혈관의 변화에 대해서는 아직 논란이 많다.
② 고속근에 오랜 기간 전기자극을 가하면 근육의 산소대사가 증가하여 근육의 능력이 향상된다.
③ 지속적인 전기자극에 의해 훈련된 근육이 피로를 덜 느낀다.
④ 고속근을 장기간 동안 저주파로 자극하면 저속근에서의 수축 형태와 유사한 수축을 고속근에서도 유발한다.
⑤ 전기자극 시 Type Ⅱa 근육섬유는 Type I로 변화된다.

06 다음에서 설명하는 전극 배치 방법은 무엇인가?

> • 크기가 작은 활성전극과 활성전극보다 큰 분산전극을 한 쌍으로 하여 배치하는 방법이다.
> • 활성전극은 근육의 운동점, 분산전극은 같은 편 팔다리에 배치한다.
> • 활성전극이 분산전극보다 크기가 작아 전류밀도가 높아서 치료 효과는 활성전극에서 나타난다.
> • 단극 배치 방법은 각 근육의 운동점을 자극할 때 사용한다.

① 교차배치법 ② 단극배치법 ③ 양극배치법
④ 4극 배치법 ⑤ 6극 배치법

▶ - ① 운동점을 자극할 때 사용
- ② 같은 편 팔다리에 배치
- ③ 활성전극과 분산전극 구분 없음.
- ④ 한 전극의 배치점이 운동점이고 다른 전극은 발통점이면 운동점에서는 근육의 수축 효과가 나타나고, 발통점에서는 통증 억제 효과가 부가적으로 나타난다.

▶ 전기자극 시 근육섬유 변화 : Type I → Type Ⅱb (힘↑, 피로↓) → Type Ⅱa (힘↑, 피로↑)

▶ 1극 배치법
- 1극 배치 방법은 각 근육의 운동점을 자극할 때 사용
- 활성전극은 근육의 운동점, 분산전극은 같은 편 팔다리에 배치
- 활성전극이 분산전극보다 크기가 작아 전류밀도가 높아서 치료 효과는 활성 전극에서 나타남.

정답 : 4_⑤ 5_⑤ 6_②

07 신경지배근의 전기자극치료 시 영향을 주는 요인에 대한 설명으로 맞지 않는 것은?

① 강축은 적어도 초당 20~25pps 정도는 되어야 한다.
② 맥동기간은 짧을수록 높은 강도, 길수록 낮은 강도로 하여야 한다.
③ 35pps의 자극은 근장력을 증가시키는데 가장 적절하다.
④ 전기자극에 의한 근수축 동안 저항을 주면 근력 증강에 효과적이다.
⑤ 경사시간은 순응률을 높이기 위해 빠르게 최대강도로 하고, 경련성인 경우는 느리게 해야 한다.

▶ - 강축은 적어도 초당 20~25pps 정도는 되어야 한다.
- 30pps 이상의 자극은 근장력을 증강시키는데 부적절하고 근피로를 빨리 일으킴.

08 신경지배근을 주된 대상으로 하는 치료가 아닌 것은?

① 간섭전류치료   ② 고전압 맥동전류치료
③ 기능적 전기치료   ④ 역동전류치료
⑤ 초음파치료

▶ 신경지배근을 주된 대상으로 하는 자극 종류
- 간섭전류치료, 고전압 맥동전류치료, 기능적 전기치료, 역동전류치료

09 전류강도와 근피로도에 대한 설명으로 맞지 않는 것은?

① 낮은 주파수가 높은 주파수보다 작은 피로도를 나타낸다.
② 근력 증강과 관절범위 증진을 위해서는 중간 정도의 강도로 하여야 한다.
③ 근수축과 근수축 간의 적당한 휴식시간 필요하다.
④ 자극기간이 길어지면 근피로 저항이 증가된다.
⑤ 필요 이상의 전류강도는 불쾌감을 유발하고 근피로를 가중시킨다.

▶ - 근력 증강, 관절범위 증진 → 강한 강도
- 근재교육, 경련성 치료 → 중등도 강도

정답 : 7_③ 8_⑤ 9_②

MEMO

Chapter 10
탈신경근의 전기자극치료

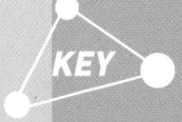

- 탈신경근의 전기자극치료는 이론적인 측면에서는 많은 타당성이 있으나 치료효과 면에서는 상반된 결과들이 끊임없이 발표되고 있습니다. 이번 chapter에서는 이들을 살펴봄으로써 탈신경근에 대한 전기치료의 방향을 논의하고 탈신경의 생리적 특성들과 어떤 전류로 자극을 가했을 때 어떤 반응을 보이는지에 대하여 알아보도록 하겠습니다.

꼭! 알 아 두 기

1. 탈신경의 특성 (위축, 변성, 섬유화 등)
2. 탈신경의 전기자극 목적
3. 탈신경근의 전기자극 종류

CHAPTER 10 탈신경근의 전기자극치료

1 탈신경근의 특성

(1) 탈신경의 원인

① 운동 단위 병변
   a. 운동 단위가 손상을 받으면 탈신경 지배근이 된다.
   b. 운동 단위의 침범은 유전적인 것도 있고 후천적인 것도 있으며, 손상에 의한 것도 있다.

② 신경 압박
   a. 급성 변병 : 신경 차단, 축삭 절단, 신경 절단
   b. 만성 변병 : 포착신경병(포획성 신경병), 이중압좌증후군

(2) 탈신경근의 특성

① 위축
   a. 세포, 기관, 신체 일부의 크기가 작아지는 현상
   b. 탈신경근의 무게 감소는 특히 신경 손상 초기 2개월 이내에 현저하다.
   c. 일반적으로 수명이 짧고 대사율이 빠른 포유동물일수록 위축이 빨리 온다.
   d. I형 섬유보다 II섬유에서 더 현저한 위축을 보인다.
   e. 탈신경근에서는 외관상으로는 불용성 위축과 차이가 없지만 아세틸콜린 과민반응을 나타내고, 문턱값이 증가하며, 강도시간곡선이 오른쪽 위로 이동, 맥동기간이 긴 단속평류에서는 느린 최소가시 수축반응을 나타내나, 감응전류에서는 최소가시 수축반응을 나타내지 못한다.

불용성 위축
- 아래신경세포의 신경 지배가 정상인 상태에서 부목, 캐스트, 힘줄절단술(건절제술), 강제적인 침상안정과 같은 고정 혹은 척수 손상이나 뇌출중 같은 위신경세포의 손상으로 인한 병변으로 초래
- 단지 약간의 근력과 지구력의 감소를 초래하며, 비교적 경증의 위축 변화가 발생

② 변성
   a. 탈신경으로 인해 혈관에 대한 근육의 펌프작용이 상실
   b. 정상근육보다 외상에 대한 감수성이 예민하여 작은 자극에도 손상을 받아 퇴행으로 진행된다.

③ 섬유화
   a. 탈신경 섬유의 변성이 진행되어 재지배가 이루어지기 전에 섬유조직으로 대치되면 재지배는 더 이상 진행되지 못한다.

b. 신경 재생 속도가 빨라 근육섬유 변성과 섬유증이 일어나기 전에 신경의 재지배가 이루어진다면 기능은 정상으로 회복될 수 있다.
④ 잔떨림 (세동)
　　a. 탈신경근을 근전도로 관찰하면 근육섬유 잔떨림이 나타난다.
　　b. 이러한 수축은 너무도 미세하여 눈으로 관찰하기는 쉽지 않다.
　　c. 잔떨림은 탈신경근육의 에너지를 소모하여 위축을 가중시킨다.
⑤ 아세틸콜린 과민반응
　- 정상근에서는 아세틸콜린 수용체가 근육속막(근섬유막)의 종말판에만 분포하고 있는데, 탈신경근육에서는 근섬유막 전체에 걸쳐 존재하기 때문에 나타난다.
⑥ 막의 변화
　- 막통과 저항이 증가된다.

2 탈신경근에 대한 전기자극의 적용

(1) 탈신경의 전기자극 목적
　① 근육의 위축 방지 및 진행 속도 지연
　② 근육의 기능 유지 (흥분성 유지)
　③ 근육의 수축과 이완을 통한 혈액 순환 증진
　④ 근육을 구성하고 있는 단백질 성분의 감소 방지
　⑤ 근육의 영양 공급 증진
　⑥ 탈신경 동안 근육의 수축 감각 유지
　⑦ 섬유증과 같은 조직 변화 방지
　⑧ 신경 재생이 진행되는 동안 환자의 정신적 안정 유지

(2) 탈신경근의 전기자극 종류

치료 목적	전기자극의 종류
통증 완화	- 경피신경 전기자극 - 간섭전류치료 - 고전압 맥동전류자극 - 극저전류치료
탈신경근	- 근육 전기자극 (단속직류 등 포함)
신경지배근	- 기능적 전기자극 - 간섭전류치료 　(러시안 전류자극은 간섭전류의 일종임) - 고전압 맥동전류자극
조직 치유	- 극저전류치료 - 고전압 맥동전류자극

(3) 탈신경근의 자극 조건

① 전류의 파형
　　a. 신경 손상 정도, 맥동 기간, 파형, 정점 강도에 도달하는 시간, 전류 강도 등을 고려하여 선택
　　b. 파형은 직사각형파, 삼각형파, 부등변 사변형파, 톱니형파 등

② 맥동빈도
　- 강한 수축은 10~25pps, 최소 가시 수축은 10pps 이하

③ 맥동기간
　- 100~2,000ms, 맥동기간이 길면 불편감 적다.
　- 신경 손상의 정도, 회복 경과에 따라 맥동 기간 다르다.

④ 맥동간 간격
　- 탈신경근은 피로에 매우 민감하므로 파의 정지시간 (맥동간 간격)이 자극시간 (맥동기간)보다 2~3배 이상 길어야 한다.

CHAPTER 10 단원정리문제

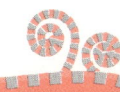
단원정리문제 해설

01 탈신경근에 관한 설명 중 맞는 것은?

① 위축은 세포, 기관, 신체 일부의 크기가 커지는 현상이다.
② 변성이 진행되어 섬유조직으로 대치되면 재 지배는 더 이상 진행되지 못한다.
③ 탈신경으로 인해 혈관에 대한 근육의 펌프작용을 한다.
④ 아세틸콜린 반응은 정상이다.
⑤ 운동 단위의 침범은 유전적인 것과 선천적인 것이 있으며, 손상에 의한 것도 있다.

▶ - ① 일부의 크기가 작아지는 현상
- ③ 변성 : 근육의 펌프작용 상실
- ④ 정상근에서는 아세틸콜린 수용체가 근육섬유막의 종판에만 분포하고 있는데, 탈신경근에서는 근육섬유막 전체에 걸쳐 존재하기 때문에 아세틸콜린 과민반응이 나타난다.
- ⑤ 선천적인 것 → 후천적인 것

02 탈신경근의 전기자극치료 목적으로 맞는 것은?

① 근육의 위축 방지 및 진행 속도 가속
② 단백질 성분의 증가 방지
③ 탈신경 동안 근육의 수축 감각 유지
④ 섬유증과 같은 조직 변화 증진
⑤ 근력의 유지

▶ 탈신경의 전기자극 목적
- 근육의 위축 방지 및 진행 속도 지연
- 근육의 기능 유지(흥분성 유지)
- 근육의 수축과 이완을 통한 혈액순환 증진
- 근육을 구성하고 있는 단백질 성분의 감소 방지
- 근육의 영양 공급 증진
- 탈신경 동안 근육의 수축 감각 유지
- 섬유증과 같은 조직 변화 방지
- 신경 재생이 진행되는 동안 환자의 정신적 안정 유지

03 탈신경근으로 인한 위축 시 나타나는 현상으로 맞는 것은?

① Ⅱ형 섬유보다 Ⅰ형 섬유에서 더 현저한 위축을 보인다.
② 일반적으로 수명이 짧고 대사율이 빠른 포유동물일수록 위축이 늦게 온다.
③ 탈신경근의 무게 감소는 특히 신경 손상 초기 4개월 이내에 현저하다.
④ 시치가 감소하며, 강도시간곡선이 왼쪽, 위쪽으로 이동한다.
⑤ 단속평류에서는 느린 최소 가시 수축반응을 나타낸다.

▶ 탈신경근에서는 외관상으로는 불용성 위축과 차이가 없지만 아세틸콜린 과민반응을 나타내고, 시치가 증가하며, 강도시간곡선이 오른쪽, 위쪽으로 이동, 맥동기간이 긴 단속평류에서는 느린 최소 가시 수축반응을 나타내나, 감응전류에서는 최소 가시 수축반응을 나타내지 못한다.

정답 : 1.② 2.③ 3.⑤

04 조직 치유에 이용되는 전기자극으로 맞는 것은?

> 가. 기능적 전기자극
> 나. 극저전류치료
> 다. 러시안 전류자극
> 라. 고전압 맥동전류자극

① 가, 나, 다　② 가, 다　③ 나, 라
④ 라　⑤ 가, 나, 다, 라

▶ 가와 다는 신경지배근이 치료 목적이다.

05 전기자극의 종류 중에서 통증 완화의 목적으로 맞는 것은?

① 기능적 전기자극
② 경피신경 전기자극
③ 간섭전류치료
④ 러시안 전류자극
⑤ 근육전기자극

▶ - ①과 ③, ④는 신경지배근이 치료 목적
　- ⑤는 탈신경근이 치료 목적

06 탈신경근의 자극조건에 대한 설명으로 맞지 않는 것은?

① 최소 가시 수축의 맥동빈도는 10pps 이하이다.
② 맥동기간이 길면 불편감 적다.
③ 신경 손상의 정도, 회복 경과에 따라 맥동기간은 다르다.
④ 맥동기간이 맥동간 간격보다 2~3배 이상 길어야 한다.
⑤ 전류의 파형은 직사각형파, 삼각형파, 부등변 사변형파, 톱니형파 등이 있다.

▶ 탈신경근은 피로에 매우 민감하므로 파의 정지시간(맥동간 간격)이 자극시간(맥동기간)보다 2-3배 이상 길어야 한다.

정답 : 4_③ 5_② 6_④

Chapter 11

간섭전류치료

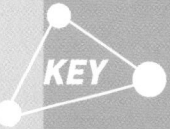

- 두 개의 주파수가 합체를 하여 새로운 하나의 주파수를 만드는데, 바로 이 점이 가장 큰 특징이라고 할 수 있습니다. 임상에서 불쾌감을 주지 않는 ICT는 많이 이용되고 있으므로 중주파 전류와 간섭전류에 대한 이해는 중요합니다. 이번 chapter에서는 간섭전류치료의 개요와 원리 및 치료기법, 간섭전류자극이 생체에 미치는 효과에 대하여 알아보도록 하겠습니다. 그리고 주의사항을 이해하도록 하여야 합니다. 적용하는 것도 중요하지만 하지 말아야 할 부분을 아는 것은 정말 중요한 일입니다.

꼭! 알아두기

1. 간섭전류치료의 정의
2. 용어의 정의와 파의 중첩과 파의 간섭의 원리
3. 최대 정적 간섭 효과의 방향
4. 스캐닝 효과
5. 중주파 전류의 특성
6. 웨덴스키 억제의 정의와 방법
7. 적응현상 방지법
8. 전극의 배치 방법
9. 적응증과 금기증
10. 위험 및 주의사항

CHAPTER 11 간섭전류치료

1 간섭전류치료의 기초

(1) 간섭전류치료의 정의
- 약 4,000Hz 주변의 중주파를 인체 조직에 통전시킨 후 조직 내에서 서로 간섭을 일으켜 맥놀이 저주파를 만들어 내는 방법

(2) 전기물리적 특성
① 간섭파
  a. 파의 진행 (sign 곡선)
    - 파동 : 매질 내 한 지점의 진동 → 인접 부분으로 규칙적 전달
    - 마루 (crest) : 파의 가장 높은 정점 부위
    - 골 (cave) : 파의 가장 낮은 부위
    - 파장 (wave length) : 위상이 같은 두 지점 (골~골 또는 마루~마루) 사이의 거리
    - 주기 (period) : 처음과 같은 위상으로 되돌아오는데 걸리는 시간
  b. 파의 중첩
    - 중첩의 원리 : 두 개의 변위가 같은 방향 → 커짐, 반대 → 상쇄
  c. 파의 간섭
    - 간섭 : 두 개의 파동이 한 매질에서 중첩될 때 파동의 강/약
      • 보강 간섭 : 마루~마루 or 골~골의 중첩 → 더 커진 합성 변위
      • 상쇄 간섭 : 마루~마루 or 골~골의 중첩 → 더 작아진 합성 변위
  d. 맥놀이파 간섭전류 (Beat frequency interference current)
    - 맥놀이 (beat) : 진동수 음의 주기적 강약
    - 맥놀이 현상 : 진동수가 다른 두 파의 합성으로 새로운 파가 형성되는 파동의 중첩
    - 1초 동안에 생기는 맥놀이 수는 두 파의 진동수 차와 같다.
  e. 변조심도 (modulation depth)
    - 두 파가 일으킨 간섭이나 보강의 크기를 말하며, 백분율 (0~100%)로 표시
    - 변조심도가 깊을수록 치료 목적에 적당한 전류
  f. 최대 정적 간섭 효과의 방향
    - 45°
    - 정적모드로 적용할 때는 4극 배치법이 이용된다.

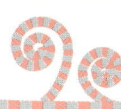

g. 최대 간섭 스캐닝 효과의 방향
- 정적 간섭 패턴에 의해 발생된 간섭전류는 일정한 크기의 작은 조직밖에는 자극할 수 없는 단점이 있다.
- 스캐닝 효과 : 회로 1의 전류강도를 고정한 상태에서 회로 2의 전류강도를 일정한 범위 내에서 변화시켜 내적 정적간섭계가 위아래로 돌릴 수 있도록 한 것
- 스캐닝 효과를 이용하면 정적 간섭 패턴이 동적 간섭 패턴으로 바뀌어 자극 부위(치료 부위)가 넓어진다.

(3) 중주파의 전기생리학적 특성
① 중주파 전류의 특성
   a. 주파수와 피부 저항은 반비례
   b. 치료 시 에너지 소실 적어 체내에 전기 잘 전달
   c. 전기 분해작용이 없어 강하게 자극해도 화상 위험 없다.
   d. 전극의 위치에 따라 치료 부위를 쉽게 선택
   e. 두 방향으로 강한 자극 주어 넓은 부위 치료
   f. 특정 부위, 깊이, 넓은 부위를 효과적으로 치료
   g. 감각이 저하된 부위 치료
   h. 금속이 매입된 부위 치료

② 일반저주파 치료에 대한 장점
   a. 심부조직까지 전류 투과
   b. 훨씬 큰 부피의 조직을 2극 전극을 통하여 흐르는 전류와 동일한 크기의 전류로 자극

③ 저주파 전류와 자극 : 동시성 탈분극 (운동 단위 : 1,000Hz 미만)
   a. 운동신경에서의 절대불응기 : 약 1msec
   b. 웨덴스키 억제 (wedenslky inhibition) : 순응력이 증가되는 현상
   c. 흥분의 상실 : 1,000Hz보다 큰 주파수로 지속적 자극 → 지속적 불응기가 유도됨으로써 일어남.
   d. 웨덴스키 억제 방지 방법
      - 주파수 감소
      - 자극 시간 길지 않게
      - 강도 너무 높지 않게
      - 리듬을 준다.

④ 중주파 전류와 자극 : 비동시성 탈분극
   a. 길데마이스터 효과 (Gildemeister effect) : 중주파를 사용할 때 신경섬유의 탈분극 빈도는 가중원리에 따라 일어난다.
   b. 주파수의 증가 : 동시성 탈분극 → 비동시성 탈분극
   c. 자극의 진폭 (자극 강도) 클수록 효과기(effective time) 짧아짐.

⑤ 중주파 전류와 피부 저항
   a. 옴저항은 전극의 표면적, 피부온도, 건조도, 피부 두께, 피부지방의 양, 털의 존재 여부에 따라 달라진다.
   b. 주파수가 높을수록 용량 저항이 감소 → 중주파가 저주파보다 피부를 쉽게 통과
      → 전류가 피부를 통과할 때 저항이 낮아져 저주파보다 훨씬 편안함을 느낌

옴 저항 감소 방법
- 전극의 표면적을 크게 한다.
- 피부의 적외선 혹은 온습포 적용
- 전극의 충분한 습기
- 털을 깎는다.

⑥ 중주파 간섭전류의 적응증
   a. 심부통 호소 환자의 치료
   b. 지연 혹은 불유합된 골절
   c. 가관절 등에서의 뼈형성 촉진
   d. 정맥부전환자의 근 펌프기전 증대위한 뼈대근육 자극

2 적용 기술 및 적용 부위

(1) 진폭변조주파수(AMF)와 치료주파수의 선택법
   ① 높은 진폭변조주파수(75~150Hz, 전류 감각 순, 부드럽다.)
   ② 처음 전기치료 받는 사람, 급성, 심한 통증
   ③ 낮은 진폭변조주파수 : 만성 질병, 근수축을 동반한 치료

   * 강축성 수축(tetanic contraction) : 20~50Hz
   * 떨림성(세동성) 근수축(fibrillating contraction) : 50Hz 이하

(2) 적응현상 방지법
   ① 전류강도↑
   ② 주파수 다양하게 한다.

(3) 동통점 혹은 발통점에 대한 적용
   - 심부조직, 2극 배치법 응용

(4) 신경에 대한 적용
   - 신경의 통로를 따라 배치
   ① 궁둥신경과 같은 큰 말이집(유수)신경섬유 : 2극 배치법
   ② 삼차 신경통, 후두부 신경통-4극 패드 전극

(5) 근육에 대한 적용
　① 목적 : 근육의 장력과 순환 증진, 근력 증진, 근육 이완
　② 50Hz 이하의 진폭변조주파수로 고정한 다음 전류강도를 최대한 높이면 강축성 수축이 일어나 근장력을 증가시키고, 전류강도를 약간 낮추면 떨림성(세동성) 근수축이 일어나 순환 증진에 도움이 된다.
　③ 근육에 비정상적인 긴장이 있을 때 중주파를 이용하여 강한 수축과 이완을 반복시킴으로써 원하는 효과를 얻을 수 있다.
　④ 병터가 정확하지 않을 때는 보통 4극 배치법을 사용하는데, 이는 넓은 부위를 치료하기에 적당하다.

(6) 혈종
　① 부종 [외상 후]에 대한 간섭전류치료법
　② 목적 : 구축 방지, 삼출액의 흡수 촉진, 진통작용

(7) 타박상에 대한 간섭전류치료법
　- 목적 : 혈종 흡수 촉진, 진통, 침범된 구조물의 긴장 완화, 구축 방지, 운동치료의 준비

(8) 궁둥신경통에 대한 간섭전류치료법
　① 목적 : 근육 구조물의 혈액 순환 증진과 진통작용
　② 적용 방법 : 척추주위배치법 : L_3~S_2 부위에 배치

3 간섭전류의 임상적 적용

(1) 전극의 배치 방법
　① 2극 배치법
　　a. 두 개의 전극을 사용하여 전류를 통전시키는 방법
　　b. 조직 내에서의 변조심도는 모든 방향에서 동일한 값이며, 그 값은 항상 100%이다.
　　c. 진폭은 0~100% 사이에서 변한다.
　　d. 4극 배치법에 비해 병터 적용이 편리하고 정확하게 적용할 수 있다.
　　e. 4극 배치법에 비해 피부의 불쾌감이 약간 더 크다.
　② 4극 배치법
　　- 4개의 전극이 사용되며, 진폭이 변조되지 않는 두 중주파가 서로 분리된 회로를 통해 공급된다.
　③ 신경절 배치법
　　a. 신경절을 따라 전극을 배치
　　b. 신경절을 자극하여 통증을 완화시킬 때 사용
　④ 혈관배치법
　　a. 혈관 위에 직접 전극을 배치
　　b. 혈액 순환의 증진을 위해 사용
　⑤ 척추주위배치법
　　a. 척추 주위를 따라 전극을 배치
　　b. 척추 뒤기둥(후주)의 감각신경을 자극하여 통증을 감소시키거나 내장기관의 활성을 목적으로 사용

⑥ 횡단배치법
　　a. 치료할 병터를 횡단하여 전극을 배치
　　b. 전류의 교차를 통하여 좀 더 강력한 효과를 얻고자 할 때 사용
⑦ 국소배치법
　　a. 치료할 병터의 국소에 직접 전극을 배치
　　b. 인대나 근육 병변 등에서 많이 사용
⑧ 근육배치법
　　a. 근육 위에 직접 배치
　　b. 근육의 긴장과 이완을 교대로 나타내어 순환의 증진이나 마사지 효과
⑨ 근활동성배치법
　　a. 근육의 이는곳과 닿는곳 혹은 힘살 위에 전극을 배치
　　b. 근육의 운동을 직접 일으켜 근육의 활동성을 증진시키고자 할 때 사용
⑩ 신경배치법
　　a. 신경의 통로 위에 직접 배치
　　b. 신경의 긴장 완화를 유도
⑪ 가로관절배치법
　　a. 치료할 관절을 횡단하여 전극을 배치
　　b. 주로 4극 배치법이 적용되며, 전극으로 관절을 감싸는 것처럼 배치
⑫ 통증점배치법
　　a. 통증이 발현되고 있는 부위에 직접 전극을 배치하는 방법
　　b. 통증 환자에게 많이 사용
⑬ 분절배치법
　　a. 피절이나 근절 혹은 해부학적 분절에 따라 전극을 배치
　　b. 통증 치료에서 많이 이용
⑭ 종배치법
　　- 신체의 수직축을 따라 배치하는 방법

(2) 치료 용량
　① 치료 용량 결정 변수 : 전류강도, 치료시간, 치료빈도 등
　　a. 약한 용량 : 환자가 잘 의식하지 못하는 감각의 크기
　　b. 정상 용량 : 환자가 정상적으로 느낄 수 있는 감각의 크기
　　c. 인내 용량 : 환자가 참을 수 있을 정도의 크기
　② 근수축 목적을 제외하고는 환자가 편안해 하는 감각의 범위 내에서 결정

(3) 적응증
　① 근육이나 힘줄, 인대, 관절주머니(관절낭), 신경 등에서 기인된 통증

② 근경축
③ 부종
④ 혈종
⑤ 만성 인대 병터
⑥ 근막증후군에서 과민성 지점
⑦ 스트레스 실금
⑧ 지연 유합
⑨ 여러 가지 원인에 의한 근약증
⑩ 힘줄윤활막염(건초염)

(4) 금기증
① 동맥질환자
② 심부정맥혈전증
③ 감염성 질환들
④ 임신 중인 자궁
⑤ 출혈의 위험이 있는 경우
⑥ 악성 종양
⑦ 인공박동조율기(페이스메이커) 착용자
⑧ 월경 중 일 때
⑨ 열성 질환
⑩ 광범위한 개방성 상처
⑪ 주의 혹은 지시를 잘 이해하지 못하는 환자
⑫ 피부질환자

(5) 위험 및 주의사항
① 간섭치료는 전기분해작용이 없어 강한 강도로 자극해도 화상의 위험이 거의 없으나, 장시간 자극하거나 금속전극끼리 너무 가까이 대거나 습기가 부족하면 화상이 생길 수 있다.
② 흡인전극 사용 시 혈종이 생길 수 있다.
③ 전극 위치 및 회로 균형이 불량하거나 주파수를 바르게 선택하지 않았을 때는 좋은 결과를 기대할 수 없다.
④ 간섭전류치료 중 6m 이내에서 단파 및 극초단파 심부투열기를 작동하면 갑작스럽게 전류가 변할 수 있기 때문에 6m 이상 거리를 두거나, 서로 다른 방에서 치료기를 사용한다.

CHAPTER 11 단원정리문제

01 파의 진행과 관련된 용어에 대한 설명이 맞지 않는 것은?

① 파장은 골~꼭대기 사이의 거리이다.
② 꼭대기는 파의 가장 높은 정점 부위이다.
③ 주기는 처음과 같은 위상으로 되돌아오는데 걸리는 시간이다.
④ 골은 파의 가장 낮은 부위이다.
⑤ 파동은 매질 내 한 지점의 진동이 인접 부분으로 규칙적으로 전달되는 것이다.

02 꼭대기와 꼭대기 또는 골과 골의 중첩에 의해 더 커진 합성 변위를 무엇이라고 하는가?

① 상쇄 간섭　② 보강 간섭　③ 정점 전위
④ 최대 진폭　⑤ 주파수

03 최대 정적 간섭 효과의 방향은 몇 도인가?

① 10°　② 30°　③ 45°
④ 90°　⑤ 180°

단원정리문제 해설

▶ 파장(wave length)은 위상이 같은 두 지점(골~골 또는 꼭대기(마루)~꼭대기) 사이의 거리

▶ - 보강 간섭 : 꼭대기-꼭대기 or 골-골의 중첩 → 더 커진 합성 변위
　- 상쇄 간섭 : 꼭대기-꼭대기 or 골-골의 중첩 → 더 작아진 합성 변위

▶ 최대 정적 간섭 효과의 방향
　- 45도
　- 정적 모드로 적용할 때는 4극 배치법이 이용됨.

정답 : 1_① 2_② 3_③

04 회로 1의 전류강도를 고정한 상태에서 회로 2의 전류강도를 일정한 범위 내에서 변화시켜 내적 정적간섭계가 아래, 위로 돌릴 수 있도록 한 것으로 정적간섭 패턴이 동적간섭 패턴으로 바뀌어 자극 부위 (치료 부위)가 넓어지는 것을 무엇이라고 하는가?

① 줄의 법칙 ② 음의 효과
③ 길데마이스터 효과 ④ 웨덴스키 억제
⑤ 스캐닝 효과

▶ 스캐닝 효과를 이용하면 정적 간섭 패턴이 동적 간섭 패턴으로 바뀌어 자극 부위 (치료 부위)가 넓어짐.

05 중주파의 특성에 대한 설명으로 맞는 것은?

① 주파수와 피부 저항은 비례한다.
② 치료 시 에너지 소실로 체내에 전기 잘 전달되지 않는다.
③ 금속이 매입된 부위 치료가 어렵다.
④ 전극의 위치에 따라 치료 부위를 쉽게 선택할 수 있다.
⑤ 한 방향으로 강한 자극을 주어 넓은 부위 치료에 좋다.

▶ - ① 주파수와 피부 저항은 반비례 관계이다. 때문에 중주파가 저주파보다 피부 저항이 낮아서 훨씬 편안한 느낌을 준다.
- ② 에너지 소실이 적어 체내에 전기가 잘 전달된다.
- ③ 금속이 매입된 부위 치료
- ⑤ 두 방향으로 강한 자극 주어 넓은 부위 치료에 좋음.

06 순응력이 증가되는 현상인 웨덴스키 억제를 방지하는 방법으로 맞는 것은?

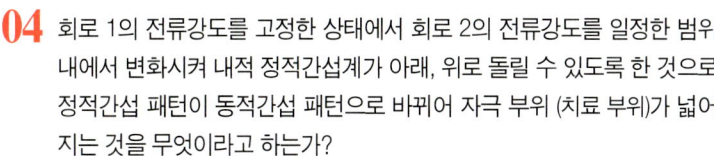

① 가, 나, 다 ② 가, 다 ③ 나, 라
④ 라 ⑤ 가, 나, 다, 라

▶ 웨렌스키 억제 방지 방법
- 주파수 감소
- 자극시간 길지 않게
- 강도 너무 높지 않게
- 리듬을 줌.

정답 : 4_⑤ 5_④ 6_⑤

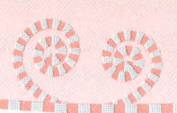

07 근육치료에 가장 적합한 파는 무엇인가?

① 저주파　　② 중주파　　③ 극초단파
④ 단파　　　⑤ 초음파

▶ 10번 해설 참조

08 중주파 전류에서 피부 저항을 감소시키는 방법으로 맞지 않는 것은?

① 전극의 표면적을 크게 한다.
② 전극의 충분한 습기
③ 피부의 적외선 혹은 온습포 적용
④ 주파수를 낮춘다.
⑤ 털을 깎는다.

▶ 주파수가 높을수록 용량 저항이 감소 → 중주파가 저주파보다 피부를 쉽게 통과 → 전류가 피부를 통과할 때 저항이 낮아져 저주파보다 훨씬 편안함을 느낌

09 치료주파수의 선택 시 떨림성(세동)성 근수축을 일으키기 위한 주파수의 범위는?

① 20Hz 이하　　② 20~50Hz　　③ 50Hz 이하
④ 50~100Hz　　⑤ 100Hz 이상

▶ 50Hz 이하의 진폭변조주파수로 고정한 다음 전류강도를 최대한 높이면 강축성 수축이 일어나 근장력을 증가시키고, 전류강도를 약간 낮추면 잔떨림(세동)성 근수축이 일어나 순환 증진에 도움이 된다.
- 강축성 수축(tetanic contraction) : 20~50Hz
- 잔떨림(세동)성 근수축(fibrillating contraction) : 50Hz 이하

10 중주파의 근육에 대한 적용 방법으로 맞는 것은?

> 가. 근육의 장력 증가
> 나. 순환 증진
> 다. 근력 증진
> 라. 근육 이완

① 가, 나, 다　　② 가, 다　　③ 나, 라
④ 라　　　　　⑤ 가, 나, 다, 라

▶ 근육에 대한 적용 목적
- 근육의 장력과 순환 증진
- 근력 증진
- 근육 이완

정답 : 7_② 8_④ 9_③ 10_⑤

11 2극 배치법에 대한 설명으로 맞는 것은?

① 두 중주파가 서로 분리된 회로를 통해 공급된다.
② 4극 배치법에 비해 병터 적용이 편리하고 정확하게 적용할 수 있다.
③ 4극 배치법에 비해 피부의 불쾌감은 작다.
④ 인대나 근육 병변 등에서 많이 사용된다.
⑤ 변조 심도 값은 45°에서 최대의 값이 나타난다.

▶ - ①은 4극 배치법
- ③ 피부의 불쾌감이 약간 더 크다.
- ④는 국소배치법
- ⑤ 조직 내에서의 변조 심도는 모든 방향에서 동일한 값이며, 그 값은 항상 100%이다.

12 주로 4극 배치법이 적용되며, 전극으로 치료할 관절을 횡단하여 관절을 감싸는 것처럼 배치하는 방법은 무엇인가?

① 신경절배치법   ② 혈관배치법
③ 가로관절배치법   ④ 국소배치법
⑤ 근육배치법

▶ 가로관절배치법
- 치료할 관절을 횡단하여 전극 배치
- 주로 4극 배치법 적용
- 전극으로 관절을 감싸는 것처럼 배치

13 간섭전류 치료의 금기증으로 맞는 것은?

① 근경축
② 혈종
③ 응력성 실금
④ 여러 가지 원인에 의한 근약증
⑤ 심부정맥혈전증

▶ 적응증
- 근육이나 힘줄, 인대, 관절주머니, 신경 등에서 기인된 통증
- 근경축
- 부종
- 혈종
- 만성 인대병터
- 근막증후군에서 과민성 지점
- 응력성 실금
- 지연유합
- 여러 가지 원인에 의한 근약증
- 힘줄윤활막염(건초염)

정답 : 11 ② 12 ③ 13 ⑤

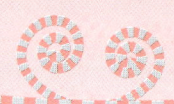

14 혈관 위에 직접 전극을 배치하여 혈액 순환의 증진을 위해 사용하는 배치법은 무엇인가?

① 신경절 배치법　② 혈관배치법　③ 통증배치법
④ 국소배치법　⑤ 근육배치법

▶ 혈관배치법
 - 혈관 위에 직접 전극을 배치
 - 혈액 순환의 증진을 위해 사용

15 간섭전류 치료의 적응증으로 맞는 것은?

① 동맥질환자
② 임신 중인 자궁
③ 인공 페이스메이커 착용자
④ 여러 가지 원인에 의한 근약증
⑤ 악성 종양

▶ 금기증
 - 동맥질환자
 - 심부정맥혈전증
 - 감염성 질환들
 - 임신 중인 자궁
 - 출혈의 위험이 있는 경우
 - 악성 종양
 - 인공 페이스메이커 착용자
 - 월경 중일 때
 - 열성 질환
 - 광범위한 개방성 상처
 - 주의 혹은 지시를 잘 이해하지 못하는 환자
 - 피부질환자

16 간섭파 치료 시 위험 및 주의사항으로 맞지 않는 것은?

① 흡인전극 사용 시 혈종이 생길 수 있다.
② 간섭치료는 전기분해작용이 없어 강한 강도로 자극해도 화상의 위험이 거의 없다.
③ 간섭전류와 심부투열기를 동시에 사용하면 더욱 효과가 좋다.
④ 전류강도는 치료 범위 내에서 환자가 편안함을 느낄 수 있는 강도로 한다.
⑤ 전극 위치 및 회로 균형이 불량하거나 주파수를 바르게 선택하지 않았을 때는 좋은 결과를 기대할 수 없다.

▶ 간섭전류치료 중 6m 이내에서 단파 및 극초단파 심부투열기를 작동하면 갑작스럽게 전류가 변할 수 있기 때문에 6m 이상 거리를 두거나, 서로 다른 방에서 치료기를 사용해야 한다.

정답 : 14_② 15_④ 16_③

Chapter 12
고전압 맥동전류치료

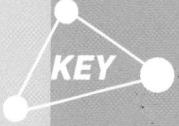

- 두 개의 전기자극이 연속적으로 가해지는 짝정점파라는 특징을 기억한다면 어렵지 않게 접근할 수 있습니다. 이번 chapter에서는 고전압 맥동직류의 특성과 여러 요소들과의 관계, 생리적 효과를 이해하게 함으로써 임상에서 질환에 따라 적절한 자극조건을 선택하여 치료계획을 세우고 적용할 수 있도록 하는데 그 목표가 있습니다.

꼭! 알아두기

1. 고전압 맥동직류의 정의와 특성
2. 맥동빈도, 맥동기간, 맥동강도의 관계
3. 고전압 맥동직류의 치료 효과
4. 고전압 맥동직류의 적응증과 금기증, 주의점

CHAPTER 12 고전압 맥동전류치료

1 고전압 맥동직류의 일반적 특성

(1) 정의와 특성
- 고전압과 저전류를 특징으로 하는 단상형 짝정점 맥동파를 이용한 치료
  ① 급격히 상승하고 서서히 하강하는 파형
  ② 짝정점 맥동 사용 이유는 단일 맥동이 축삭을 자극하기에는 너무 짧은 자극 시간을 갖고 있기 때문
  ③ 전류로 맥동기간이 μs 단위로 매우 짧으나 수 백 V에 전압 사용
  ④ 맥동기간이 짧고 맥동간 간격은 매우 길다.
     • 전하가 조직에 축적되는 양이 적고 맥동기간이 짧아 탈신경근을 수축할 수 없다.
  ⑤ 맥동기간과 맥동간 간격의 비율이 1:50 (~100)
  ⑥ 맥동빈도 : 1~140pps
  ⑦ 정점 전류는 전압 크기에 비례
  ⑧ 전류 침투 깊이는 전류강도에 비례
  ⑨ 맥동전하의 양은 맥동기간과 비례
  ⑩ 장점 : 맥동기간이 짧고 순간 전압이 높아 통증이나 조직 손상을 유발하지 않고도 심부조직을 효과적으로 자극할 수 있다.
  ⑪ 변성근의 수축을 유발시킬 수 없다.

맥동의 상호 관계

① 맥동빈도와 강도 고정 → 맥동기간 증가, 감소
   - 맥동전하와 평균 전류 증가, 강한 자극, 근수축, 통증 유발
② 맥동빈도와 기간 고정 → 맥동강도 증가, 감소
   - 맥동전하와 평균 전류 증가, 강한 근육, 감각 자극, 심부 자극
③ 맥동기간과 강도 고정 → 맥동빈도 증가, 감소
   - 평균 전류 증가, 맥동전하 변화 없음, 강한 감각 자극, 강한 근수축 유발(통증 적다)

(2) 고전압 맥동직류의 치료 효과
- 통증 완화, 근경축 완화, 창상 치유, 부종 흡수, 관절 운동 증진, 신경근 자극, 말초 순환 증진

> **전기자극에 의한 창상 치유 촉진 기전**
> - 손상 전류의 회복
> - 세포의 주전성 효과
> - 혈류 증가
> - 살균 효과
> - 세포 증식 증가
> - 단백합성 증가

(3) 적응증과 금기증, 주의점
　① 적응증
　　a. 근긴장의 완화
　　b. 통증의 감소
　　c. 부종의 감소
　　d. 상처 (창상) 치유의 촉진
　　e. 부분적 탈신경근의 재교육
　　f. 수의적 운동 기능의 촉진
　　g. 국소 혈액 순환의 증진
　　h. 관절운동 범위의 유지
　② 금기증
　　a. 동시형 심장박동조율기 착용자
　　b. 임산부의 배 부위나 골반 주위
　　c. 목동맥팽대 (경동맥동)
　　d. 인두와 후두근
　　e. 위쪽가슴 (상흉부)
　　f. 관자 부위 (측두 부위)
　　g. 종양 병변
　　h. 감염 부위
　③ 주의점
　　a. 힘줄이나 근육의 닿는곳에 대한 지나친 긴장
　　b. 불필요한 근육섬유의 긴장 유발
　　c. 전기화상
　　d. 장시간의 자극으로 인한 근경련 유발

CHAPTER 12 단원정리문제

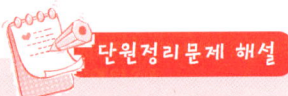

01 고전압 맥동직류치료가 변성근의 치료에 부적합한 이유는?

① 수 백 V의 전압 사용
② 강도가 낮아서
③ 자극시간이 짧다.
④ 자극시간이 길다.
⑤ 고주파 전류이기 때문이다.

▶ 전하가 조직에 축적되는 양이 적고 맥동기간이 짧아 탈신경근을 수축할 수 없다.

02 고전압 맥동전류의 특성에 대한 설명 중 맞는 것은?

① 급격히 하강하고 서서히 상승하는 파형이다.
② 전류로 맥동기간이 ㎲ 단위로 매우 짧으나, 수 백 V의 전압을 사용한다.
③ 탈신경근의 치료에 적합하다.
④ 맥동기간과 맥동간 간격의 비율은 1 : 50이다.
⑤ 맥동기간이 길고 순간 전압이 낮아 통증이나 조직 손상을 유발하지 않고도 심부 조직을 효과적으로 자극할 수 있다.

▶ 맥동기간이 짧고 맥동간 간격은 매우 길기 때문에 전하가 조직에 축적되는 양이 적고 맥동 기간이 짧아 탈신경근을 수축할 수 없다.

03 고전압 맥동전류에서 맥동과의 상호 관계에 대한 설명으로 맞는 것은?

① 맥동전하의 양은 맥동기간과 반비례한다.
② 전류 침투 깊이는 전류강도에 비례한다.
③ 맥동빈도의 증가, 감소는 강한 근수축 유발과는 관계없다.
④ 맥동기간의 증가, 감소는 근수축과 통증 유발에 관계된다.
⑤ 맥동강도의 증가, 감소는 통증 유발과 심부 자극에 관계된다.

▶ - 맥동빈도와 강도 고정 → 맥동기간 증가, 감소
맥동전하와 평균 전류 증가, 강한 자극, 근수축, 통증 유발
- 맥동빈도와 기간 고정 → 맥동강도 증가, 감소
맥동전하와 평균 전류 증가, 강한 근육, 감각 자극, 심부 자극
- 맥동기간과 강도 고정 → 맥동빈도 증가, 감소
평균 전류 증가, 맥동전하 변화 없음. 강한 감각 자극, 강한 근수축 유발(통증 적다)

정답 : 1_③ 2_② 3_④

04 고전압 맥동직류의 치료 효과로 맞게 짝지어진 것은?

> 가. 통증 완화 나. 근경축 완화
> 다. 창상 치유 라. 말초 순환 증진

① 가, 나, 다 ② 가, 다 ③ 나, 라
④ 라 ⑤ 가, 나, 다, 라

▶ 통증 완화, 근육경축 완화, 창상 치유, 부종흡수, 관절 운동 증진, 신경근 자극, 말초순환 증진

05 전기자극에 의한 창상 치유 촉진 기전이 아닌 것은?

① 손상 전류의 회복
② 세포의 주전성 효과
③ 살균 효과
④ 세포 증식 감소
⑤ 혈류 증가

▶ - 손상 전류의 회복
- 세포의 주전성 효과
- 혈류 증가
- 살균 효과
- 세포 증식 증가
- 단백합성 증가

06 고전압 맥동직류의 금기증으로 맞는 것은?

① 수의적 운동 기능의 촉진
② 근긴장의 완화
③ 창상 치유의 촉진
④ 부종의 감소
⑤ 임산부의 배나 골반 주위

▶ - 근긴장의 완화
- 통증의 감소
- 부종의 감소
- 창상 치유의 촉진
- 부분적 탈신경근의 재교육
- 수의적 운동 기능의 촉진
- 혈액 순환의 증진
- 관절운동 범위의 유지

정답 : 4_⑤ 5_④ 6_⑤

07 고전압 맥동직류의 적응증으로 맞는 것은?

① 전기화상
② 목동맥팽대
③ 통증환자
④ 부종 환자
⑤ 국소 부위

08 고전압 맥동직류치료의 주의점이 아닌 것은?

① 힘줄이나 근육의 닿는곳에 대한 지나친 긴장
② 불필요한 근섬유의 긴장 유발
③ 전기화상
④ 장시간의 자극으로 인한 근경련 유발
⑤ 부종이 있는 환자에게는 사용 금지

단원정리 문제 해설

▶ - 수응형 심장박동조율기 착용자
  - 임산부의 배나 골반 주위
  - 목동맥팽대(경동맥동)
  - 인두와 후두근
  - 상흉부
  - 측두 부위
  - 종양 병터
  - 감염 부위

▶ - 힘줄이나 근육의 닿는곳(정지부)에 대한 지나친 긴장
  - 불필요한 근섬유의 긴장 유발
  - 전기화상
  - 장시간의 자극으로 인한 근경련 유발

정답 : 7_③ 8_⑤

Chapter 13

역동전류를 이용한 치료

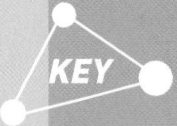

- 역동전류는 그리스 어의 dia(~을 통한의 의미)와 dynamic (동적인 힘의 의미)이 합성된 것으로 전류 적용 시 여러 가지 역동적인 효과가 나타난다고 해서 붙여진 이름입니다. 역동전류를 이용한 치료는 다양한 효과 때문에 외국의 경우 임상에서 아주 흔하게 이용되고 있습니다. 이번 chapter에서는 역동전류의 특성을 이해하고, 역동전류의 형태에 따른 효과와 적응증, 금기증 및 치료 시 주의점에 대하여 알아보도록 하겠습니다.

꼭! 알 아 두 기

1. 역동전류치료의 정의
2. 역동전류의 형태와 효과에 대해 구분
3. 역동전류의 적응증과 금기증 및 주의점

CHAPTER 13 역동전류를 이용한 치료

1 역동전류치료의 기초

(1) 역동전류치료의 정의
- 교류 정현파를 정류한 정현직류를 이용한 치료

(2) 역동전류의 형태에 따른 효과

① MF파 (한 위상 고정파, Fixed Monophase Wave)
  a. 교류를 반파 정류한 것으로 약 50Hz의 주파수를 사용
  b. 진동 형태이며, 강한 자극
  c. 진통과 충혈 그리고 긴장성 효과
  d. 강축성 근수축을 피하고자 할 때 사용하면 효과적이다.

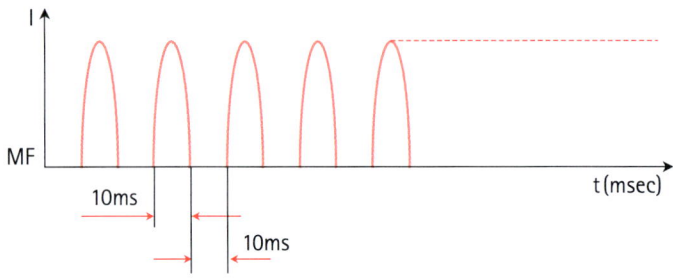

② DF파 (두 위상 고정파, Fixed Diphase Wave)
  a. 교류를 전파 정류한 것으로 약 50Hz의 주파수를 사용
  b. 일시적인 진통작용, 충혈 그리고 교감신경계의 진정작용
  c. 거의 대부분의 질환에서 초기 치료로 이용
  d. 경련성 순환장애, 교감신경계에서 기인된 통증 질환에 효과

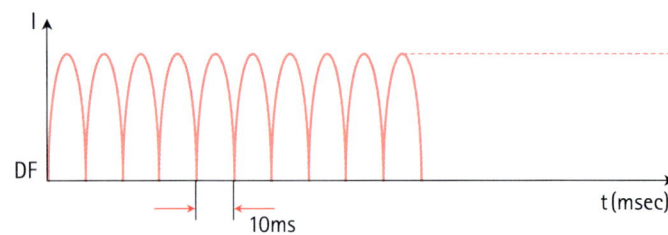

③ CP파 (짧은 기간파, Courtes Periods Wave)
   a. MF파와 DF파가 1초 간격으로 서로 반복되는 형태의 전류
   b. 매우 우수한 진통 효과가 있으며, 특히 만성 통증 질환에 효과적
   c. 외상성 질환, 신경통, 신경근병, 무긴장성 혈액 순환장애, 정맥류

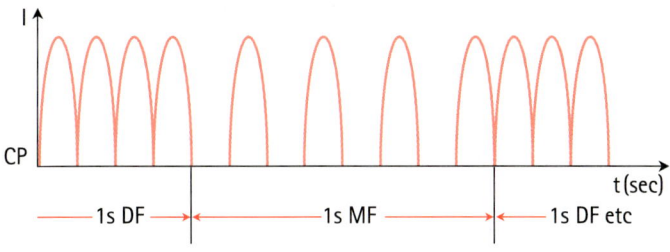

④ LP파 (긴 기간파, Long Periods Wave)
   a. DF파와 MF파가 1:2의 시간 비율로 변화되는 전류
   b. 급성 및 만성 통증의 질환에 사용

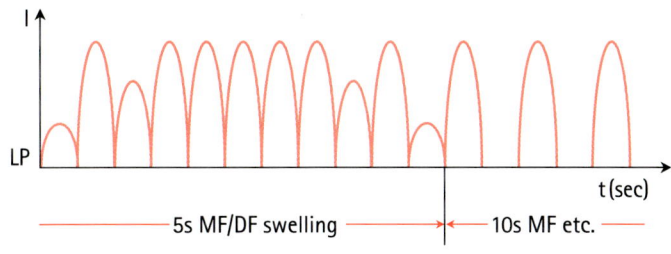

⑤ RS파 (리듬 발작파, Syncopal Rhythm Wave)
   a. MF파가 1초 동안 작용하고, 1초를 휴지한 다음 다시 1초를 작용하는 형태의 전류
   b. 다른 파형에 비해 감각이 매우 강하게 느껴진다.
   c. 진통작용과 뼈대근육에 대한 강한 자극 효과
   d. 신경의 변성이 있으면 효과가 감소
   e. 잘 치료되지 않는 고질적인 통증과 근육의 자극에 사용

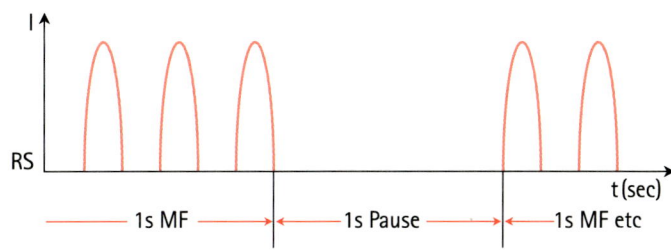

2 역동전류의 적응증과 금기증

(1) 적응증

- 편두통	- 갈비사이 (늑간)신경통
- 삼차 신경통	- 허리통증 (요통)증후군
- 류마티스성 기운목 (사경)	- 무릎관절 (슬관절)증
- 듀프트랭 구축	- 타박상
- 테니스 팔꿉증	- 궁둥 (좌골)신경통
- 외상 후 혈종	- 신경염
- 외상 후 부종	- 삠 (염좌)
- 목팔 (경완)증후군	- 레이노드 병
- 대상포진	- 신경뿌리 (신경근)병

(2) 금기증 및 주의점
- 일반 저주파 치료의 금기증과 주의점과 동일하다.

CHAPTER 13 단원정리문제

01 강축성 근수축을 피하고자 할 때 사용하면 효과적인 역동전류의 형태는?

① MF파 ② DF파 ③ SP파
④ LP파 ⑤ RS파

02 매우 우수한 진통 효과가 있으며, 특히 만성 통증 질환에 효과적인 형태는 무엇인가?

① MF파 ② DF파 ③ SP파
④ LP파 ⑤ RS파

03 DF파의 설명으로 맞는 것은?

① 진동 형태이며, 강한 자극
② 교류를 반파정류한 것으로 약 50Hz의 주파수를 사용
③ 매우 우수한 진통 효과가 있으며, 특히 만성 통증 질환에 효과적
④ 급성 및 만성 통증의 질환에 사용
⑤ 대부분의 질환에서 초기 치료로 이용

단원정리문제 해설

▶ **MF파 (Fixed Monophase Wave)**
- 교류를 반파 정류한 것으로 약 50Hz의 주파수를 사용
- 진동 형태이며, 강한 자극
- 진통과 충혈 그리고 긴장성 효과
- 강축성 근수축을 피하고자 할 때 사용하면 효과적이다.

▶ **SP파 (Short Periods Wave)**
- MF파와 DF파가 1초 간격으로 서로 반복되는 형태의 전류
- 매우 우수한 진통 효과가 있으며, 특히 만성 통증 질환에 효과적
- 외상성 질환, 신경통, 신경근병, 무긴장성 혈액 순환장애, 정맥류

▶ **DF파 (Fixed Diphase Wave)**
- 교류를 전파 정류한 것으로 약 50Hz의 주파수를 사용
- 일시적인 진통작용, 충혈 그리고 교감신경계의 진정 작용
- 거의 대부분의 질환에서 초기 치료로 이용
- 경련성 순환장애, 교감신경계에서 기인된 통증 질환에 효과
①과 ②는 MP파
③은 CP파
④는 LP파

정답 : 1.① 2.③ 3.⑤

04 역동전류의 5가지 형태에 대한 설명으로 맞지 않는 것은?

① LP파는 DF파와 MF파가 1:2의 시간 비율로 변화되는 전류이다.
② DF파는 거의 대부분의 질환에서 초기 치료로 이용한다.
③ RS파는 신경의 변성이 있는 환자에게 더욱 효과적이다.
④ MF파는 진통과 충혈 그리고 긴장성 효과가 있다.
⑤ CP파는 매우 우수한 진통 효과가 있다.

05 역동전류치료의 금기증으로 맞는 것은?

① 궁둥신경통
② 외상 후 부종
③ 심장 전도장애
④ 듀프트랭 구축
⑤ 허리통증증후군

▶ LP파 (Long Periods Wave)
 - DF파와 MF파가 1:2의 시간 비율로 변화되는 전류
 - 급성 및 만성 통증의 질환에 사용
▶ RS파 (Syncopal Rhythm Wave)
 - MF파가 1초 동안 작용하고 1초를 휴지한 다음 다시 1초를 작용하는 형태의 전류
 - 다른 파형에 비해 감각이 매우 강하게 느껴진다.
 - 진통작용과 뼈대근육에 대한 강한 자극 효과
 - 신경의 변성이 있으면 효과가 감소
 - 잘 치료되지 않는 고질적인 통증과 근육의 자극에 사용

▶ ③은 금기증으로, FES의 금기증이기도 하다

정답 : 4_③ 5_③

Chapter 14

미세전류치료

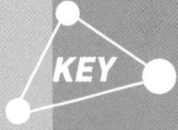

- 미세전류치료기와 일반전류치료기의 서로 다른 특성을 이해함으로써 효과적인 치료계획을 수립하여 사용하는 것은 중요합니다. 이번 chapter에서는 관문의 조절방식과 미세전류의 정의와 구성, 임상에서의 적용방법과 적응증, 금기증 및 주의점에 대하여 알아보도록 하겠습니다.

꼭! 알 아 두 기

1. 미세전류치료의 정의
2. 이온통로의 3가지 특성
3. 관문의 조절방식
4. 손상전류
5. 미세전류치료기와 일반전기치료와 차이점
6. 미세전류치료기의 구성
7. 미세전류의 적용 부위, 적용 방법
8. 적응증과 금기증 및 주의점

CHAPTER 14 미세전류치료

1 미세전류치료를 위한 세포생물학

(1) 미세전류치료
- 세포 수준의 매우 낮은 전류를 이용한 치료법

① 이론적 근간
a. 세포 내 이온통로에 관한 학설
b. 이온통로이론을 기초로 한 세포 통신 이론

(2) 이온통로

① 이온통로의 3가지 중요 특성
a. 이온을 전도
b. 특정 이온을 선택하고 인식하는 기능
c. 전기적, 기계적 혹은 화학적 신호에 반응하여 통로를 열고 닫는 기능

② 관문의 조절
a. 리간드 조절방식
- 리간드 결합에 의해 관문의 개방과 폐쇄를 조절하는 이온 통로
  • 관문 통로 조절방식 : 특정감수기에 리간드 결합 → 높은 에너지 방출 → 이온통로 개방 또는 폐쇄
  • 리간드에는 신경전달자, 세포 밖의 특정호르몬 (통로의 세포 가쪽에 결합), 세포 내 이차 전달자 (신경전달자에 의해 활성화)가 있다.
b. 단백질 인산-탈인산반응 조절방식
- 단백질의 인산화 (에너지 얻는 반응)에 의하여 통로가 열리고, 탈인산화 (에너지 상실반응)에 의하여 닫히는 이온통로
c. 전압 관문 통로 조절 방식
- 세포막의 전압을 변화시켜 이온 통로 내의 대전된 부위를 개방 혹은 폐쇄하는 조절 방식
d. 기계적 관문 통로 조절방식
- 기계적인 압력이나 신장이 주어지면 통로를 개방하고 제거되면 폐쇄하는 방식의 이온통로
- 운동치료에 의한 혈액 순환 등의 이유 근거

③ 이온통로의 세 가지 기능적 상태
  a. 안정기 : 통로가 닫힌 상태이면서 활성 가능
  b. 활성기 : 세포가 열린 상태
  c. 불응기 : 막이 닫히고 비활성화된 상태

2 미세전류치료의 이론적 배경과 구성

(1) 미세전류치료의 이론적 배경
  ① 통각 과민 : 조직에 유해한 자극이 가해지면 유해 수용기가 활성화되어 통증 감각이 증가
  ② 손상전류 (Injured current, Wound current)
    - 손상된 조직에 원래의 세포막에 대전되어 있던 전류와는 다른 전류가 비정상적으로 대전
      • 표피 전압 → 30~80mV
      • 손상 → 저항 감소 (막의 손상과 삼출액의 증가로)
        → 저항이 낮은 통로를 통해 새로운 이온 전류 발생 = 손상전류
  ③ 미세전류치료기와 일반전기치료와 차이점
    a. 일반전기치료기 : 손상 조직 상태와 관계없이 기계의 송출 전류 → 병터에 적용
    b. 미세전류 : 반대의 손상 전류 파형 흘려 손상 전류 상쇄
      - 방향성 (feedback)
      - 세포치료
      - 세포치료 통한 통증 감소

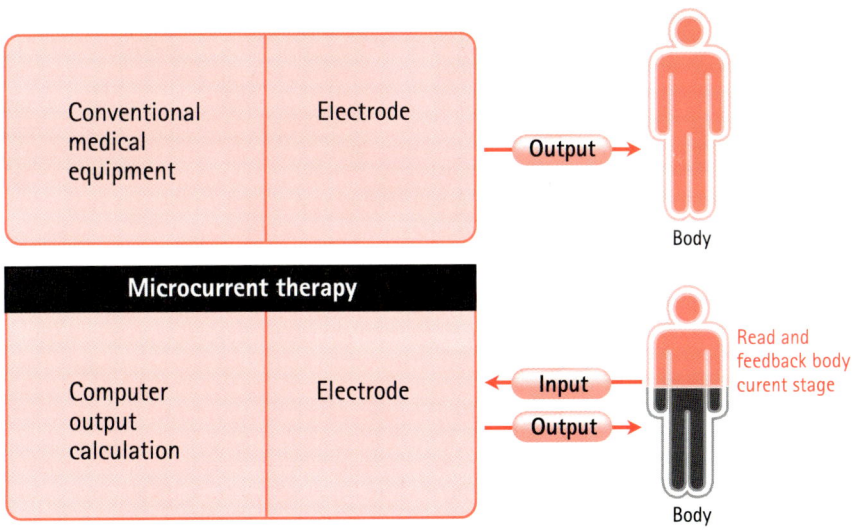

(2) 미세전류치료기의 구성
  ① 탐침봉
    - 생체 전류 탐지, 끝은 도전율 높은 물질로 도금

a. 포인트 탐침봉 (= 손잡이 탐침봉, 연필 탐침봉, 발통점 탐침봉) : 신체의 작은 부위 자극
b. 탐침 패드 : 비교적 넓은 부위
c. 변형 탐침봉 : 용도에 따라 적절하게 변형한 것   예 JQ tip, Y형 탐침봉

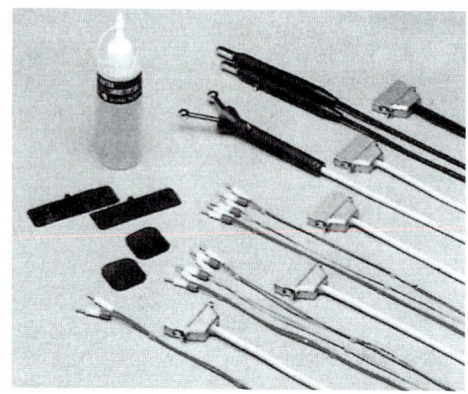

【 여러 가지 형태의 탐침봉 】

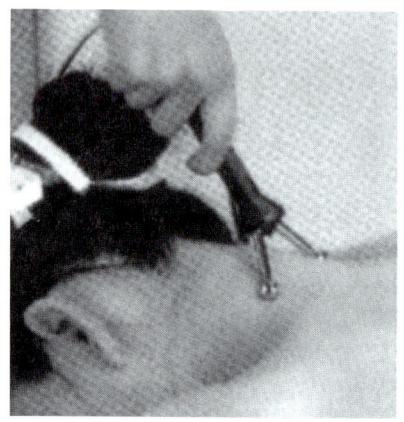 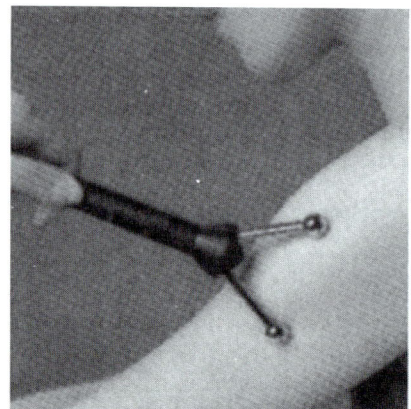

【 Y형 탐침봉을 이용한 치료의 예 】

❸ 미세전류치료의 임상적 적용

(1) 적용 부위

① 통증의 완화를 목적으로 할 때
  a. 발통점
  b. 압통점
  c. 운동점
  d. 침점
  e. 통증이 일어나고 있는 부위를 지배하는 감각신경이나 신경근육
  f. 통증이 일어나고 있는 부위의 주변

② 근육의 경련을 감소시키고자 할 때
  a. 골지힘줄 (골지건) 기관 ← 활성 감소

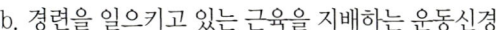

　　　b. 경련을 일으키고 있는 근육을 지배하는 운동신경
　　　c. 경련이 있는 근육의 이는곳이나 닿는곳
　　　d. 말초의 통증 부위 (통증으로 인한 경련일 경우)
　③ 손상된 조직의 치유를 촉진하고자 할 때
　　　a. 손상된 조직을 통하여 전류가 흐르도록 배치
　　　b. 염증 부위의 경우 바로 그 주변

(2) 적용 방법
　① 주파수
　　- 낮은 주파수는 전류가 깊이 침투되면서 좁은 부위를 자극하기 때문에 통증 감소가 늦게 나타나는 반면 통증 완화 효과가 오래간다.
　② 전류강도
　　- 환자가 감각이 느껴진다고 말하는 바로 그 지점에서 약간 낮춘 상태
　　　(이 때 환자는 다시 감각을 느끼지 못하고 치료적으로는 최대강도가 된다.)
　③ 탐침봉의 적용 예

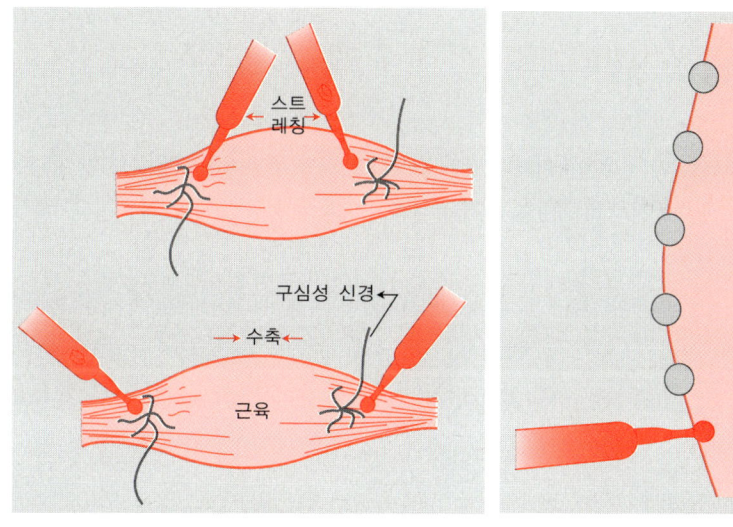

【 근재교육법 】　　　　　　　　　　【 골지힘줄기관법 】

(3) 적응증과 금기증 및 주의점
　① 적응증
　　　a. 척수 추간판탈출증
　　　b. 궁둥신경통
　　　c. 오십어깨
　　　d. 관절염
　　　e. 각종 원인에 의한 통증
　　　f. 조직 위축 방지

Chapter 14 미세전류치료 | 139

g. 국소혈류 순환 증진

h. 수술 후 근육통

i. 염좌나 좌상

j. 편두통

k. 신경마비

l. 수술 후 개방성 상처의 치유 촉진

m. 치통 및 관자아래턱뼈관절 (측두하악관절) 장애

n. 갈비뼈사이 (늑간) 신경통

o. 근육 피로

p. 부종

q. 급성 염증

② 금기증

a. 목동맥팽대 (경동맥동)에 대한 적용

b. 심장박동기 착용환자

c. 임신한 환자

d. 악성 종양

e. 원인이 밝혀지지 않은 통증

③ 주의점

a. 심전도의 모니터를 함께 작동시키거나 단파 및 극초단파를 주위에서 사용하면 안 됨.

b. 이들 전파는 극저전류치료에 영향을 주거나 기계 손상을 초래하기 때문

CHAPTER 14 단원정리문제

01 관문 조절방식에 대한 설명으로 맞지 않는 것은?

① 리간드 조절방식은 리간드 결합에 의해 관문의 개방과 폐쇄를 조절하는 이온통로이다.
② 단백질 인산-탈인산반응 조절방식은 단백질의 인산화에 의하여 통로가 닫힌다.
③ 전압 관문 통로 조절방식은 세포막의 전압을 변화시켜 이온통로 내의 대전된 부위를 개방 혹은 폐쇄하는 조절방식이다.
④ 기계적 관문 통로 조절방식은 기계적인 압력이나 신장이 주어지면 통로를 개방하고 제거되면 폐쇄하는 방식의 이온통로이다.
⑤ 리간드 조절방식은 특정 감수기에 리간드 결합으로 높은 에너지가 방출되어 이온통로를 조절한다.

▶ ② 단백질의 인산화(에너지 얻는 반응)에 의하여 통로가 열리고, 탈인산화(에너지 상실반응)에 의하여 닫히는 이온통로

02 리간드 조절방식과 관계가 맞는 것은?

가. 신경전달자
나. 세포 밖의 특정호르몬
다. 세포 내 이차 전달자
라. 운동점

① 가, 나, 다   ② 가, 다   ③ 나, 라
④ 라   ⑤ 가, 나, 다, 라

▶ 리간드 조절방식
 - 신경전달자
 - 세포 밖의 특정호르몬
 - 세포 내 이차 전달자
 - 신경전달자에 의해 활성화

정답 : 1_② 2_①

03 손상된 조직에 원래의 세포막에 대전되어 있던 전류와는 다른 전류가 비정상적으로 대전되는 것을 무엇이라고 하는가?

① 손상 전류
② 통각 과민
③ 양식설
④ 스캐닝 효과
⑤ 세포의 주전성 효과

04 기계적인 압력이나 신장이 주어지면 통로를 개방하고, 제거되면 폐쇄하는 방식의 이온통로 운동치료에 의한 혈액 순환 등의 근거가 되는 관문 조절방식은?

① 리간드 조절방식
② 전압 관문 통로 조절방식
③ 표재성 조절방식
④ 단백질 인산-탈인산 반응 조절방식
⑤ 기계적 관문 통로 조절방식

05 미세전류치료기의 구성 중 비교적 넓은 부위에 적합한 것은?

① 포인트 탐침봉
② 탐침 패드
③ 변형 탐침봉
④ 발통점 탐침봉
⑤ 손잡이 탐침봉

▶ 통각 과민
- 조직에 유해한 자극이 가해지면 유해수용기가 활성화되어 통증 감각이 증가

▶ - 리간드 조절방식은 리간드 결합에 의해 관문의 개방과 폐쇄를 조절하는 이온통로
- 단백질 인산-탈인산반응 조절방식은 단백질의 인산화에 의하여 통로 조절
- 전압 관문 통로 조절방식은 세포막의 전압을 변화시켜 이온통로 내의 대전된 부위를 개방 혹은 폐쇄하는 조절방식
- 기계적 관문 통로 조절방식은 기계적인 압력이나 신장이 주어지면 통로를 개방하고, 제거되면 폐쇄하는 방식의 이온통로

▶ - 포인트 탐침봉(= 손잡이 탐침봉, 연필탐침봉, 발통점 탐침봉) : 신체의 작은 부위 자극
- 탐침 패드 : 비교적 넓은 부위
- 변형 탐침봉 : 용도에 따라 적절하게 변형한 것 예) JQ tip, Y형 탐침봉

정답 : 3_① 4_⑤ 5_②

06 미세전류치료의 임상적 적용에 관한 설명 중 맞지 않는 것은?

① 통증 완화를 위해서는 압통점에 적용한다.
② 낮은 주파수는 깊이 침투되기 때문에 통증 완화 효과가 오래간다.
③ 근육의 경련을 감소시키고자 할 때는 경련이 있는 근육의 이는곳과 닿는곳에 적용한다.
④ 전류강도는 환자가 최대한 참을 수 있는 강도이다.
⑤ 손상된 조직의 치유를 촉진하고자 할 때는 손상된 조직을 통하여 전류가 흐르도록 배치한다.

▶ 전류강도는 환자가 감각이 느껴진다고 말하는 바로 그 지점에서 약간 낮춘 상태로 이 때 환자는 다시 감각을 느끼지 못하고 치료적으로는 최대강도가 된다.

07 미세전류치료에 대한 설명으로 맞는 것은?

① 수술 후 개방성 상처의 치유 촉진에 부적합하다.
② 부종이나 오십어깨, 관절염에 사용해도 된다.
③ 심장박동기 착용환자나 임신한 환자에게 사용할 수 있다.
④ 척수 추간판탈출증환자에게는 금기이다.
⑤ 극저전류치료와 함께 단파치료를 적용 시 통증 감소에 매우 효과적이다.

▶ - 심전도의 모니터를 함께 작동시키거나 단파 및 극초단파를 주위에서 사용하면 안 된다. 왜냐하면 이들 전파는 극저전류치료에 영향을 주거나 기계 손상을 초래하기 때문이다.
 - 수술 후 개방성 상처의 치유 촉진
 - 임신한 환자나 심장박동기 착용환자는 금기
 - 척수 추간판탈출증환자에게는 적응증

정답 : 6_④ 7_②

MEMO

Chapter 15
경피신경전기자극법

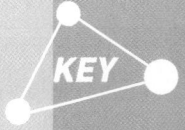

■ 전기치료의 효과는 통증완화, 근력증진, 열치료 효과 등이 있지만, 무엇보다 가장 큰 효과는 통증완화 효과입니다. TENS는 통증 감소라는 비교적 단순한 효과이면서 문제 시 되는 부분은 치료적용 시 어떻게 치료효과가 나타나는지에 대한 이론 부분입니다. 이번 chapter에서는 통증에 대해 철저하게 알아보고 저주파치료의 대표라고 할 수 있는 TENS가 어떤 원리에 의하여 치료에 응용되는가를 이해하도록 하는 것이 중요합니다.

꼭! 알아두기

1. 통증의 정의와 종류
2. 관문조절설
3. Aδ 섬유와 C섬유의 비교
4. 경피신경자극법(TNS)과 경피신경전기자극법(TENS)의 차이점
5. 전극의 종류
6. 전극 선택 시 기준
7. 전극의 배치법
8. 자극빈도와 강도에 따른 효과의 관계
9. 적응증, 금기증

CHAPTER 15 경피신경전기자극법

1 경피신경전기자극법

1 통증생리학

(1) 통증의 정의
　① 통증은 조직 파괴의 위협이나 손상과 같은 유해한 자극에 의해 유발되는 감각적 경험
　② 통증은 유해한 자극으로부터 인체를 보호하려고 하는 반응

(2) 통증의 종류
　① 발생된 부위에 따른 분류
　　a. 표재성 통증
　　　- 주로 피부 또는 점막 등 체표면에서 느껴지는 통증
　　　- Aδ 및 C섬유가 전도
　　　- 통증 부위가 국소에 한정되며, 위치가 명확
　　b. 심재성 통증
　　　- 근육, 관절, 골막, 인대, 힘줄 등 신체 심부에서 느껴지는 통증
　　　- C섬유가 전도
　　　- 통증 부위가 명확하지 않으며, 무디고 쑤시는 듯한 통증
　　c. 장기 통증
　　　- 각종 장기에서 유발된 통증
　　　- 가슴안 및 배안 (C섬유) : 통증 부위가 명확하지 않다.
　　　- 체벽 통증 (Aδ 섬유) : 통증 부위가 비교적 명확하고 날카롭다.

　② 성질 및 전도 속도에 따른 분류
　　a. 제1 통증
　　　- 찌르는 듯한 통증으로 예리하고 빨리 감지
　　　- 발생 부위가 명확
　　　- Aδ 섬유의 지배
　　　- 개인의 감정이나 사회적, 문화적 배경 등에 영향을 받는다.
　　b. 제2 통증
　　　- 작열통 또는 둔통으로 늦게 감지

- 발생 부위가 명확하지 않고 자극이 제거된 후에도 계속되며, 견디기 어려운 불쾌감을 준다.
- 개인차가 심하며, 문화적 배경에 영향을 받는다.

(3) 통증의 전달 경로
① 일차 신경원 : 말초신경에 속하는 지각세포 (유해 자극)
　　　　　　　　척수 후각의 세포나 뇌간에 있는 지각 종지핵에 연접
② 이차 신경원 : 시상 (이는곳) → 대뇌겉질의 체성지각 영역 (종지)
③ 삼차 신경원 : 시상의 배쪽핵 (이는곳)
　　　　　　　　중심후회 & 중심방소엽의 안쪽대뇌겉질 체성지각 영역

2 경피신경전기자극법의 이론적 배경

(1) 관문조절설
① 신경계에 관문의 역할을 하는 기전이 있다는데서 유래된 이름
② 관문의 위치 : 척수 후각의 Lamina Ⅱ와 Lamina Ⅲ
③ 교양질에서 통증의 전달 혹은 차단 작용
④ Aδ 섬유의 활동 수준이 높으면 관문을 폐쇄
⑤ C섬유의 활동 수준이 높으면 관문이 개방
⑥ 통증 신호의 전달 여부는 Aδ 섬유와 C섬유의 상대적인 활동 수준에 의해서 결정

【 Aδ 섬유와 C섬유의 비교 】

비교	Aδ 섬유	C섬유
말이집	말이집 (유수)신경섬유	민말이집 (무수)신경섬유
전도 속도	빠르다	느리다
직경	크다	작다
통증 특성	찌르는 듯	둔통 또는 작열통
통증 성격	국소통	지속적·원시적 통증
개인차	없음	현저함
적응	적응현상 강함	적응 현상 느림
관문 개폐	교양질 활동 촉진 → 관문 폐쇄 (positive feedback)	교양질 활동 억제 → 관문 개방 (negative feedback)

(2) 경피신경자극법 (TNS)과 경피신경전기자극법 (TENS)
① 모두 통증 관리를 위해 실시되는 일종의 피부 반자극법
② 차이점 : 자극 대상 신경이 서로 다르다.
　　　　　　TNS – 운동신경　　TENS – 감각신경
③ TNS : 마비 혹은 약화된 근육의 운동이나 운동감각 유지 효과
④ TENS : 급·만성 통증의 감소 효과

TNS (= 전기자극치료법)	TENS
수축 유발 ↓ motor nerve ↓ 문턱값 ↑	통증 감소 ↓ sensory nerve ↓ 문턱값 ↓

(3) 전극의 종류

① karaya 전극

    a. 수분을 스스로 보존하는 능력이 있다.

    b. 열점현상이 잘 일어나지 않는다.

    c. 가격이 비싸다.

② 스펀지 전극

    a. TENS에서 많이 사용

    b. 전해질 용액에 충분히 적신 후 적용

③ 젤리 전극

  - 전극 선택 시 일반적인 기준

- 전체 표면 부위가 전도성이 있어야 한다.
- 접착성이 있어야 한다.
- 환자가 선호해야 한다.
- 신체의 윤곽에 쉽게 적용할 수 있어야 한다.
- 유연성이 있어야 하며, 적용과 제거가 용이해야 한다.
- 가격이 경제적이어야 한다.
- 재사용이 가능해야 한다.

(4) 통증의 평가

  - visual and analog scales, anatomic pain drawing, facial expression, McGill-Melzack pain questionnaire 등이 있다.

치료 전 평가에 포함되어야 할 사항들

- 현재 통증 관리를 위해 사용하고 있는 약물의 종류
- 현재 받고 있는 치료
- 직업이나 활동 수준
- 통증의 양이나 질
- 정신적 상태의 건전성 유무
- 사회적, 경제적, 문화적 배경

3 전극의 배치법

(1) 일반적 배치법

① 특수점배치법
- 경혈 혹은 침점, 운동점, 발통점과 같은 피부에 있는 특수한 지점들에 전극을 배치
  - 특수점들의 공통적인 특징 : 피부 저항이 낮아 중추신경계에 대해 고밀도 입력을 투사시킬 수 있다.

② 통증부위배치법
- 현재 통증이 발현되어 있는 부위에 전극을 배치
  - 관련통인지 가능성 타진해봐야 함.

③ 피절배치법
- 한 척수신경근육의 감각신경에 의해 지배되고 있는 피부 영역, 즉 피절에 전극을 배치
  - 피절은 C1을 제외하고는 한 척수신경에 의해서 지배되는 피부 부위들로 구성
  - 경계 명확한 것들도 있고 다른 신경근육의 피절과 중복되는 것도 있어서 치료 시 고려

④ 척수분절배치법
- 척수분절 위에 전극을 배치하여 통증 정보를 전달하는 신경근육의 작용을 억제함으로써 통증 감소를 유도하기 위한 전극배치법

⑤ 말초신경배치법
- 말초신경이 주행하는 경로 상에서 피부에 가깝게 위치한 부위에 전극을 배치
  - 전극 선택 시 신경근육 병터와 말초신경병터 구별이 중요
  - 전극을 말초신경 병터 수준 먼쪽 부분 배치 → 경피신경전기자극기로부터 유입되는 전류를 차단 → 오히려 통증 증가
  - 흉터 조직이 있을 경우 피부저항이 높기 때문에 피해야 한다.

⑥ 신경얼기배치법
- 한 전극은 현재 발현되고 있는 통증과 관련된 신경얼기에 배치하고, 다른 전극은 말초신경이 있는 부위에 배치
  - 목신경얼기 (경신경총) : C_1~C_4
  - 팔신경얼기 (완신경총) : C_5~Th_1
  - 허리신경얼기 (요신경총) : L_1~L_4
  - 노신경얼기 (요골신경총) : L_4~S_3
  - 음부신경얼기 : S_2~S_4
  - 꼬리신경얼기 (미골신경총) : C_0, S_4~S_5의 교통지로 이어짐.

⑦ 직선통로배치법
- 통증이 전달되는 해부학적 경로 혹은 경혈도, 연관통의 경로, 발통점을 따라 전극을 배치

(2) 변형배치법

① 이중채널배치법
- 두 쌍 (4개)의 전극을 사용하는 방법

② 다채널배치법 = 다전극배치법
  - 2채널 이상을 사용하는 방법
③ 양측배치법
  - 한 쌍의 전극을 신체의 좌우 같은 지점에 대칭적으로 배치하는 방법
    • 좌우 양쪽 모두에 허리통이 있거나 다리통이 있을 때 많이 사용
④ 반대측배치법
  - 통증이 있는 병변 부위에 전극 배치가 불가능하거나 도움이 안 된다고 생각될 때 통증이 있는 부위의 반대쪽에 전극을 배치
    • 척수나 대뇌반구에서 일어나는 반사교차에 의해 설명
⑤ 괄호형 및 십자형배치법
  a. 괄호형배치법 : 통증 부위를 이중채널 혹은 다채널을 이용하여 [ ] 모양으로 배치
  b. 십자형배치법 : 통증 부위를 이중채널을 이용하여 서로 교차되도록 전극을 배치

(3) 효과적인 치료를 위한 변수들
  ① 고빈도 : 저강도 → 75~125pps
    - 높은 맥동빈도를 사용하고, 맥동기간은 100us로 짧게 하여 가시수축이 일어나지 않는 편안한 강도로 자극 (급성 통증)
  ② 저빈도 : 고강도 → 10~20 pps
    - 대개는 낮은 1~4pps 낮은 맥동빈도를 사용하며, 맥동기간을 길게 하여 강한 강도로 자극 (심부 통증, 만성 통증)
    - 진통 지속시간 길다.
  ③ 고빈도 : 고강도 → 150 pps 이상
    - 맥동기간은 200us 이상으로 근수축이 일어나는 매우 강한 강도
  ④ 돌발
    - 대개 한 묶음을 7개로 2~4초 간격으로 자극, 진통 유발
  ⑤ 변조
    - 맥동기간, 빈도, 강도를 다양하게 변조시킨다.

【 자극빈도와 효과와의 관계 】

고빈도 (50~200HZ)	저빈도 (1~3HZ)
- 분절 내에서 효과가 크다	- 분절 외에서도 효과가 크다
- 효과 즉시 나타난다	- 효과 약간 늦게 나타난다
- 국소 통각문턱값의 상승이 크다	- 국소 통각문턱값의 상승이 작다
- 지속 효과가 약하다	- 지속 효과가 크다

4 임상에서의 적용

(1) 적응증

① 급성 통증에 대한 TENS의 적응증
    a. 경미한 견부 타박상에 의한 급성 통증
    b. 갈비뼈 타박상에 의한 급성 통증
    c. 경미한 발목삠에 의한 급성 통증
    d. 급성 척수통
    e. 관자아래턱뼈관절 (측두하악관절)의 근막통증부전
    f. 급성 치통
    g. 급성 힘줄윤활막염 (건초염)에 의한 통증
    h. 무릎넙다리통 (슬개대퇴통)
    i. 금기증이 아닌 기타의 급성 통증

② 만성 통증에 대한 TENS의 적응증
    a. 만성 요통
    b. 만성 류마티스성 관절염
    c. 만성 퇴행성 관절 질환
    d. 만성 작열통
    e. 말초신경병으로 인한 만성 통증
    f. 말초신경 손상으로 인한 만성 통증
    g. 만성 환상지통
    h. 암으로 인한 만성 통증
    i. 만성 편두통
    j. 기타 금기증이 아닌 만성 통증

③ 수술 후 통증
    a. 수술 후 처음 24~48시간 동안은 지속적으로 적용
    b. 통증 호소하면 치료를 중단
    c. 고빈도 자극 많이 사용하며, 전극은 절개부를 둘러싸는 형태로 적용

(2) 금기증

① 심장질환자 (동조성 심장 페이스 메이커 사용 환자)
② 목동맥팽대 (경동맥동) 위의 전극 배치
③ 임신 중인 자궁 위의 전극 배치
④ 인두 부위의 전극 배치
⑤ 경피신경자극법 싫어하는 환자
⑥ 피부 자극 우려 있는 환자

CHAPTER 15 단원정리문제

01 다음은 어떤 통증에 대한 설명인가?

> • 주로 피부 또는 점막 등 체표면에서 느껴지는 통증
> • Aδ 및 C섬유가 전도
> • 통증 부위가 국소에 한정되며, 위치가 명확

① 표재성 통증 ② 심재성 통증 ③ 장기 통증
④ 제1 통증 ⑤ 제2 통증

02 발생 부위에 따른 통증에 대한 설명으로 맞는 것은?

① 표재성 통증은 신체 심부에서 느껴지는 통증이다.
② 표재성 통증은 통증 부위가 명확하지 않다.
③ 심재성 통증은 Aδ섬유가 전도된다.
④ 심재성 통증은 통증 부위가 명확하지 않으며, 무디고 쑤시는 듯한 통증이다.
⑤ 장기 통증에서 체벽 통증은 통증 부위가 비교적 명확하고 날카롭다.

03 성질 및 전도 속도에 따른 분류 중 제1 통증에 대한 설명으로 맞는 것은?

> 가. 작열통 또는 둔통으로 늦게 감지
> 나. Aδ 섬유의 지배
> 다. 발생 부위가 명확하지 않고 견디기 어려운 불쾌감을 준다.
> 라. 발생 부위가 명확하고 찌르는 듯한 통증으로 예리하고 빨리 감지

① 가, 나, 다 ② 가, 다 ③ 나, 라
④ 라 ⑤ 가, 나, 다, 라

단원정리문제 해설

▶ - 표재성 통증 : 주로 피부 또는 점막 등 체표면에서 느껴지는 통증
- 심재성 통증 : 근육, 관절, 골막, 인대, 힘줄 등 신체 심부에서 느껴지는 통증
- 장기 통증 : 각종 장기에서 유발된 통증
- 제1 통증 : 찌르는 듯한 통증
- 제2 통증 : 작열통 또는 둔통

▶ 통증 부위가 명확하지 않으며, 무디고 쑤시는 듯한 통증

▶ 제2 통증
- 작열통 또는 둔통으로 늦게 감지
- 발생 부위가 명확하지 않고 자극이 제거된 후에도 계속되며, 견디기 어려운 불쾌감을 준다.
- 개인차가 심하며, 문화적 배경에 영향을 받는다.

정답 : 1_① 2_④ 3_③

04 관문조절설에 대한 설명으로 맞지 않는 것은?

① 관문의 위치는 척수 후각의 Lamina Ⅲ와 Lamina Ⅳ이다.
② 교양질에서 통증의 전달 혹은 차단 작용을 한다.
③ 신경계에 관문의 역할을 하는 기전이 있다는 데서 유래된 이름이다.
④ Aδ 섬유의 활동 수준이 높으면 관문을 폐쇄한다.
⑤ 통증 신호의 전달 여부는 Aδ 섬유와 C섬유의 상대적인 활동 수준에 의해서 결정된다.

▶ 관문의 위치
- 척수 후각의 Lamina Ⅱ와 Lamina Ⅲ

05 Aδ섬유와 C섬유에 대한 설명으로 맞는 것은?

① Aδ 섬유는 민말이집신경섬유이다.
② Aδ 섬유는 작열통이다.
③ Aδ 섬유의 전도 속도는 느리다.
④ C섬유는 적응현상이 강하다.
⑤ C섬유의 활동 수준이 높으면 교양질 활동이 촉진되어 관문이 개방된다.

▶ - Aδ섬유의 활동 수준이 높으면 관문을 폐쇄
- C섬유의 활동 수준이 높으면 관문이 개방
- 말이집신경섬유
- 통증은 찌르는 듯하다.
- 전도 속도는 빠름.
- C섬유는 적응현상이 느리다.

06 경피신경자극법(TNS)과 경피신경전기자극법(TENS)에 대한 설명으로 맞는 것은?

① 모두 통증 관리를 위해 실시되는 일종의 피부 반자극법이다.
② TENS는 운동신경을 자극한다.
③ TNS는 급·만성 통증의 감소 효과가 있다.
④ TENS는 마비 혹은 약화된 근육의 운동이나 운동 감각 유지 효과가 있다.
⑤ TNS와 TENS의 공통점은 자극 대상 신경이 서로 같다.

▶ - TNS : 운동신경, 마비 혹은 약화된 근육의 운동이나 운동 감각 유지 효과
- TENS : 감각신경, 급·만성 통증의 감소 효과

정답 : 4① 5⑤ 6①

07 전극을 선택할 때 고려할 점으로 맞지 않는 것은?

① 전체 표면 부위가 전도성이 있어야 한다.
② 유연성이 있어야 하며, 적용과 제거가 용이해야 한다.
③ 환자가 선호해야 한다.
④ 위생을 위해 재사용이 가능하지 않아야 한다.
⑤ 접착성이 있어야 한다.

▶ - 신체의 윤곽에 쉽게 적용할 수 있어야 한다.
- 가격이 경제적이어야 한다.
- 재사용이 가능해야 한다.
- 접착성이 있어야 한다.
- 환자가 선호해야 한다.

08 통증의 평가 방법이 아닌 것은?

① Visual and analog scales
② Natomic pain drawing
③ Manual Muscle Test
④ Facial expression
⑤ McGill-Melzack pain questionnaire

▶ ③ Manual muscle test (도수근력검사) : 근력평가 방법

09 통증이 있는 병변 부위에 전극 배치가 불가능하거나 도움이 안 된다고 생각될 때 통증이 있는 부위의 반대쪽에 전극을 배치하는 방법은 무엇인가?

① 반대측배치법   ② 양측배치법
③ 다전극배치법   ④ 괄호형배치법
⑤ 이중채널배치법

▶ - 양측배치법 : 한 쌍의 전극을 신체의 좌우 같은 지점에 대칭적으로 배치하는 방법
- 다전극배치법 : 2채널 이상을 사용하는 방법
- 이중채널배치법 : 두 쌍(4개)의 전극을 사용하는 방법
- 괄호형배치법 : 통증 부위를 이중채널 혹은 다채널을 이용하여 [ ] 모양으로 배치

정답 : 7 ④ 8 ③ 9 ①

10 TENS의 임상 적용에 대한 설명으로 맞지 않는 것은?

① 경미한 견부 타박상에 의한 급성 통증에 효과적이다.
② 만성 허리통증에 효과적이다.
③ 동조성 심장 페이스 메이커 사용 환자에게 사용 가능하다.
④ 수술 후 처음 24~48시간 동안은 지속적으로 적용한다.
⑤ 수술 후 통증 관리 시 통증을 호소하면 치료를 중단해야 한다.

11 자극 빈도에 대한 효과로 맞는 것은?

① 고빈도는 효과가 천천히 나타난다.
② 고빈도는 분절 내에서 효과가 크다.
③ 고빈도는 국소 통각문턱값의 상승이 작다.
④ 저빈도는 효과가 약간 빠르게 나타난다.
⑤ 저빈도는 지속 효과가 약하다.

12 TENS의 효과가 아닌 것은?

① 급성 통증 완화   ② 만성 통증 완화
③ 근위축 방지 효과 ④ 만성 환상지통에 효과적
⑤ 급성 치통

13 보통 75~125pps의 맥동빈도를 사용하고, 급성 통증에 효과적인 방법은?

① 저빈도 – 고강도   ② 고빈도 – 고강도
③ 돌발   ④ 변조
⑤ 고빈도 – 저강도

단원정리 문제 해설

▶ 금기증
- 심장질환자(동조성 심장 페이스 메이커 사용 환자)
- 목동맥팽대 위의 전극 배치
- 임신 중인 자궁 위의 전극 배치
- 인두 부위의 전극 배치
- 경피신경자극법 싫어하는 환자
- 피부 자극 우려 있는 환자

▶ - 고빈도 효과는 즉시 나타남.
- 고빈도는 국소 통각문턱값의 상승이 큼.
- 저빈도는 효과 약간 늦게 나타남.
- 저빈도는 지속 효과가 큼.

▶ TENS 효과
- 급성 통증 완화
- 만성 통증 완화
- 만성 환상지통
- 급성 치통
- 만성 허리통증
- 만성 작열통 등

▶ - 고빈도 - 저강도 : 급성 통증
- 저빈도 - 고강도 : 심부 통증, 만성 통증
- 고빈도 - 고강도 : 근수축이 일어나는 매우 강한 강도
- 돌발 : 대개 한 묶음을 7개로 2-4초 간격으로 자극, 진통 유발
- 변조 : 맥동기간, 빈도, 강도를 다양하게 변조시킨다.

정답 : 10_③ 11_② 12_③ 13_⑤

MEMO

Chapter 16

은침형 전극자극법

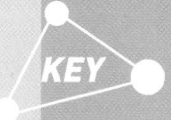

■ 일반저주파 치료와 은침형 전극자극법의 차이점을 이해하는 것은 중요합니다. 이번 chapter에서는 은침형 전극의 정의와 특징, 적응증과 금기증, 장점과 단점, 올바른 전극배치법에 대하여 알아보도록 하겠습니다.

꼭! 알 아 두 기

1. 은침형 전극의 정의와 특징
2. 은침형 전극의 종류
3. 은침형 전극의 전류 분포
4. 적응증, 금기증
5. 은침형 전극자극의 장점과 단점
6. 은침형 전극자극의 올바른 전극 배치 방법

CHAPTER 16 은침형 전극자극법

1 은침형 전극자극법의 개요

(1) 정의
- 은침형 전극을 치료점에 배치하여 저주파 통전을 실시하는 표면침점 자극요법

(2) 은침형 전극의 특징

① 은침형 전극
a. 전기 통전성을 좋게 하기 위하여 은도금한 삼각 원뿔모양의 전극
b. 치료점에 배치하고 흡인 전극 또는 반창고나 밴드로 고정하여 치료점에 압박 자극을 가하여 자침과 비슷한 효과를 얻는다.

② 은침형 전극의 종류
a. 표준 은침형 전극
b. 이개용 은침형 전극
c. 흡입식 은침형 전극

(3) 은침형 전극의 전류 분포
① 원뿔의 끝부분으로 가장 많은 전류가 흐른다.
② 끝부분에 전류가 집중되면서도 동시에 원추의 가장자리에도 약간의 전류가 흘러 전류의 집중으로 인한 위험을 막을 수 있도록 고안되어 있다.

2 은침형 전극자극법

(1) 적응증

① 통증에 대한 적응증
a. 두통
b. 얼굴 통증 (부정형 얼굴통이나 증후성 3차 신경통)
c. 얼굴신경마비
d. 아래턱(하악)관절증
e. 목통증 (충돌로 인한 손상이나 목뼈연골증)
f. 어깨결림

g. 오십어깨

h. 허리통증 (변형성 무릎관절증)

i. 류마티스성 관절염

j. 근막성 통증

k. 외상 후 창부통

② 운동치료에서의 적응증

　a. 어깨관절 구축

　b. 경추증

　c. 호흡 훈련

　d. 류마티스성 관절염

　e. 욕창

　f. 골절 및 탈구

③ 외과에서의 적응증

　a. 수술 시 보조마취

　b. 수술 후의 진통

　c. 수술 후의 부종 예방

④ 산부인과에서의 적응증

　a. 유즙 분비부전

　b. 월경통

　c. 수술 후의 배뇨장애

　d. 부인과성 갱년기장애

　e. 방광염

　f. 진통 분만

⑤ 내과에서의 적응증

　a. 약물 저항성 변비

　b. 설사

　c. 식욕부진

　d. 경증 고혈압증

⑥ 치과, 구강외과에서의 적응증

　a. 턱관절증 (악관절증)

　b. 치통

　c. 혀통증 (설통)

　d. 발치

(2) 금기증

① 피부염 등으로 전극을 설치할 수 없는 경우

② 심장 피스메이커 장착 환자

③ 심근경색 등 중증인 심장 질환
④ 뇌혈관장애 직후
⑤ 열이 있을 때
⑥ 임신 초기

(3) 은침형 전극자극법의 장점과 단점
① 장점
a. 환자에게 안도감을 준다.
b. 쾌적한 자극으로 치료가 가능하다.
c. 어린이 치료에 알맞다.
d. 과민증 환자에게 적용이 편리하다.
e. 자극강도를 적절히 조절할 수 있다.
f. 부작용이나 합병증이 없다.
g. 자유로운 체위에서 치료가 가능하다.
h. 치료 수단이 용이하고 치료 방법이 간편하다.

② 단점
- 털이 있는 부위에 전극을 첨부하기 어렵다.

3 은침형 전극자극법의 적용 기술

(1) 치료점의 선택
① 침술에서와 비슷한 방법으로 치료점을 선택
② 동양의학적 경락과 경혈
③ 반응양도점
④ 압통점
⑤ 발통점
⑥ 운동점
⑦ 말초신경의 통로
⑧ 신경이 근육으로 이행하는 자입점
⑨ 환측의 반대쪽 건측

(2) 코드의 연결 방법
① (+)극과 (-)극의 연결 차이 없다. ∵교류이기 때문 (양방향성 대칭파)
② 일단 두 극 (+, -)이 가까이 있으면 두 극을 연결

(3) 전극의 배치 방법

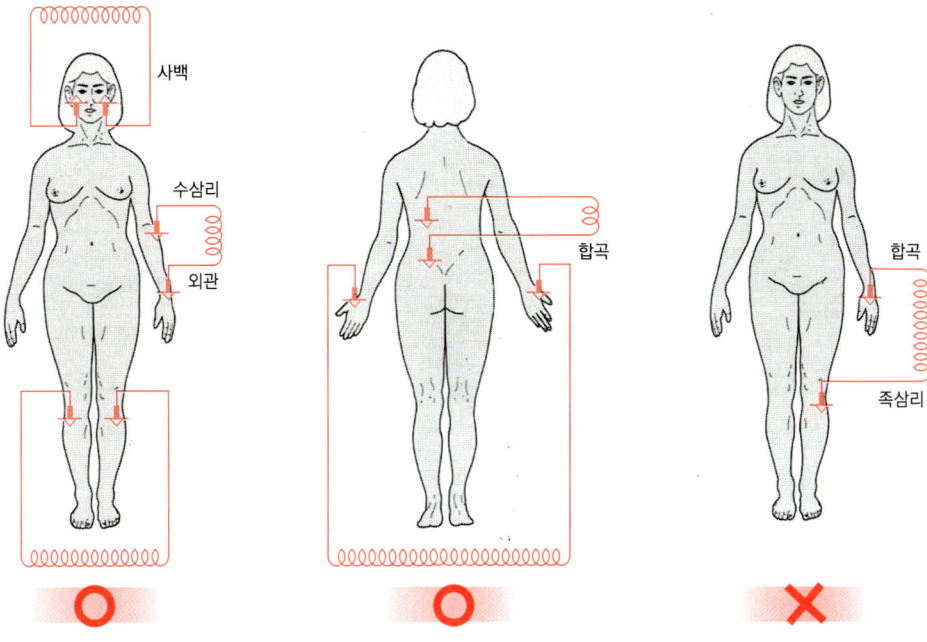

(4) 통전 방법

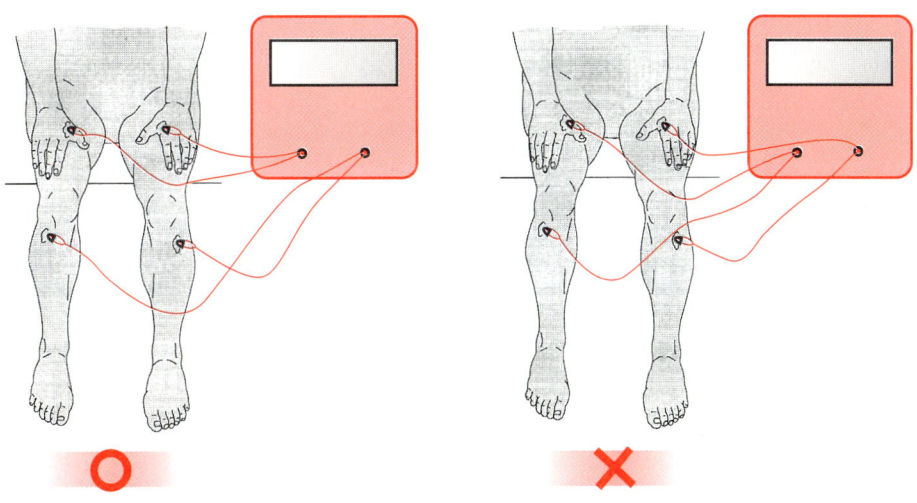

CHAPTER 16 단원정리문제

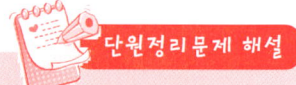
단원정리문제 해설

01 치료점에 전극을 배치하여 저주파 통전을 실시하는 표면 침점 자극요법은 무엇인가?

① SSP ② FES ③ US
④ HVPGCS ⑤ TENS

▶ 은침형 전극 자극요법
- 은침형 전극을 치료점에 배치하여 저주파 통전을 실시하는 표면 침점 자극요법

02 은침형 전극에 대한 설명으로 맞지 않는 것은?

① 치료점에 압박 자극을 가하여 자침과 비슷한 효과를 얻는다.
② 원뿔의 가장자리에 가장 많은 전류가 흐른다.
③ (+)극과 (-)극의 연결 차이 없다.
④ 일단 두 극 (+, -)이 가까이 있으면 두 극을 연결한다.
⑤ 은침형 전극의 종류로는 표준 은침형 전극, 이개용 은침형 전극, 흡입식 은침형 전극이 있다.

▶ - 원뿔의 끝부분으로 가장 많은 전류가 흐른다.
- 끝부분에 전류가 집중되면서도 동시에 원뿔의 가장자리에도 약간의 전류가 흘러 전류의 집중으로 인한 위험을 막을 수 있도록 고안되어 있다.

03 은침형 전극자극법의 단점에 대한 설명으로 맞는 것은?

① 부작용이나 합병증이 없다.
② 어린이 치료에 알맞다.
③ 과민증 환자에게 적용이 편리하다.
④ 자유로운 체위에서 치료가 가능하다.
⑤ 털이 있는 부위에 전극을 첨부하기 어렵다.

▶ ⑤는 SSP의 단점

정답 : 1.① 2.② 3.⑤

Chapter 17

기능적 전기자극

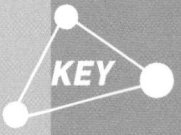

- 근육을 지배하는 신경적 병변이 있을 때 근육을 전기적 자극만으로 인위적인 수축을 일으켜서 신경이 자극하지 못하는 근육을 수축시켜 사용하지 않음으로써 생기는 무용성 위축을 어느 정도 조절하는 것을 목적으로 합니다. 이번 chapter에서는 기능적 전기자극의 특성을 이해하고 질환에 따라 적절한 자극조건을 선택하며, 기능적 전기자극과 관련된 요소의 변화가 인체에 어떤 영향을 미치는지에 대하여 알아보도록 하겠습니다. 어느 환자에게 적용하는지가 자주 문제화되는 부분이므로 적응증과 치료목적에 대하여 알아두는 것이 필요합니다.

꼭! 알아두기

1. 기능적 전기자극의 정의
2. 기능적 전기자극에 사용하는 전극기준
3. 기능적 전기자극의 전극의 배치
4. 자극진폭 (강도), 위상기간과 맥동기간, 주파수(맥동률), 활동주기에 대한 인체의 반응
5. 기능적 전기자극의 대상환자
6. 적응증, 금기증 및 주의점
7. 기능적 전기자극의 임상적 적용

CHAPTER 17 기능적 전기자극

1 기능적 전기자극

- 상운동원신경원의 기능장애로 더 이상 수의적으로 조절할 수 없게 된 말초신경(근육)에 전기자극을 가하여 근육 수축을 유발함으로써 기능적으로 유용한 동작을 만들어 내는 치료법

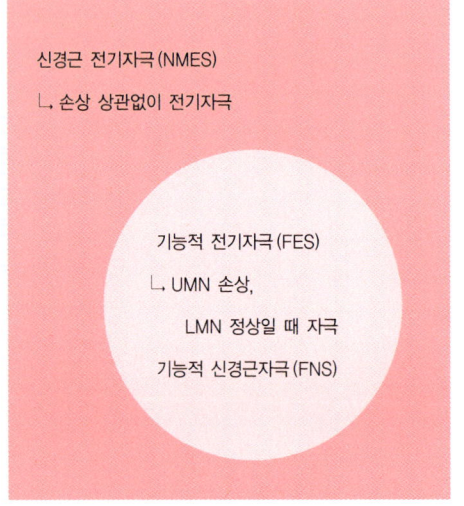

- T12보다 윗부분에 손상을 입은 환자의 대부분은 근육의 수축에 효과가 있으며, 피로에 대한 저항성(덜 피로함)도 증가한다고 발표
- 자세변환법 : 하나의 근육군을 지속적으로 자극하는 대신 여러 근육을 교대로 자극하는 방법

(1) 기능적 전기자극의 신경생리학적 기전

① 기능적 전기자극의 분류

a. 원심성 기능적 전기자극
- 운동신경을 직접 자극하여 근육의 수축을 일으킴으로써 원하는 목적을 달성하는 치료법

b. 구심성 기능적 전기자극
- 수축을 촉진하려고 하는 근육에 연결되어 있는 감각수용기나 감각신경을 자극하여 간접적으로 근육의 생리적 활성을 높이려는 기능적 전기자극법

② 운동 잠재기억
- 인위적으로 조절된 구심성 자극이 중추신경계로 반복 유입됨으로써 형성된 운동 패턴이 뇌와 고말이집(유수)용성 기전에 잠재되어 일정기간 지속된다는 것
  • FES의 적용에 의해서 회복되는 운동의 개선 정도는 감각-운동 통합의 수준, 손상의 정도, 뇌운동 기능 발달 잠재력, 소뇌반구의 등위공간 영역의 사용 가능성 등에 달려 있다.

2 기능적 전기자극기의 전극

(1) 기능적 전기자극에 사용하는 전극의 기준
  ① 낮은 피부-전극간 저항 값을 가져야 한다.
  ② 전도전류가 일정해야 한다.
  ③ 피부에 접촉되는 지점이 어느 면에서나 일정하게 유지되어야 한다.
  ④ 필요에 따라 인체 일부분의 움직임을 허용할 수 있어야 한다.
  ⑤ 피부 자극이 없어야 한다.
  ⑥ 가격이 경제적이어야 한다.

(2) 전극의 배치
  ① 대형전극 : 큰 근육을 수축시키거나 여러 근육을 함께 수축
  ② 소형전극 : 작은 근육이나 개개의 근자극
  ③ 양극배치법이 가장 많이 이용
    • 각각의 전극 밑에서 발생되는 전류 밀도가 낮기 때문에 자극 시 편안한 감각을 느끼기 때문
  ④ 흉터 조직과 뼈 돌출 부위는 저항이 증가되기 때문에 활성전극의 배치는 피한다.
  ⑤ 근육섬유가 달리는 방향과 평행하도록 전류를 통전시킬 경우 효과가 더욱 좋다.
  ⑥ 전극과 전극 사이의 간격을 좁히면 전류가 표면으로 흐르고 간격을 넓히면 비례하여 심부로 흐른다.

3 기능적 전기자극기의 변수들

(1) 전기자극 파형
  - 대칭성 양상성 정사각형파 : 큰 근육군을 자극하기에 좋다.

(2) 자극 진폭 (강도)
  ① 자극 진폭이 증가되면 부가적으로 흥분해 근수축에 참여하는 운동 단위의 수가 증가되기 때문에 자극에 의해 발생되는 근력의 크기가 커진다.
  ② 환자가 참을 수 있는 감각의 범위 내에서 전류강도를 조절하면서 치료

(3) 위상기간과 맥동기간
  ① 대부분 0.2~0.4ms 범위의 위상시간
  ② 0.05ms의 짧은 위상기간 : 통증 유발
  ③ 1.0ms의 긴 위상기간 : 근수축과 함께 통증 유발
  ④ 맥동기간이 짧을 때는 진폭을 높게 그리고 맥동기간이 길 때는 진폭을 낮게 조절

(4) 주파수(맥동률)
　① 최소 가시수축 : 낮은 주파수 (1~5pps)
　② 진동이나 불완전 강축 : 높은 주파수 (10~20pps)
　③ 부드러운 수축 : 30pps
　　　• 맥동률이 증가함에 따라 운동신경의 발화율도 함께 높아지기 때문
　④ 주파수가 커질수록 더 강한 근수축
　⑤ 직경이 크고 피로에 약한 운동 단위들이 먼저 활성
　⑥ 주파수가 높을수록 근피로가 쉽게 발생

(5) 활동주기
　① 단락시간이 너무 짧으면 근피로의 원인이 된다.
　② 통전-단락 비율이 1:3 : 정형외과적으로 문제가 있는 환자
　③ 통전-단락 비율이 1:1 : 근력 증가, 지구력 증가

4 임상 적용을 위한 일반적인 지침들

(1) 환자의 위치
　① 치료사는 환자가 최대한 안락한 자세를 취할 수 있도록 배려
　② 환자 자신이 전기자극에 의해 일어나는 근수축을 직접 볼 수 있는 자세
　　　└ 시각적 되먹임을 통해 감각 정보와 학습을 증가시켜주고 치료에 더욱 협조적이 된다.
　③ 치료를 진행하는 동안 여러 가지 자세로 환자의 위치를 바꾸어 주는 것 또한 학습을 증진시켜준다.

(2) 환자의 선택
　- 자극에 반응할 수 있는 말초신경이 손상되지 않았거나 혹은 부분적으로나마 손상되지 않고 남아 있어야 한다.

(3) 적응증과 금기증
　① 적응증
　　　a. 무용성 위축
　　　b. 관절가동 범위의 증진
　　　c. 근재교육과 촉진
　　　d. 경련성 관리
　　　e. 보행훈련
　　　f. 원발성 옆굽음증(측만증)
　　　g. 어깨관절 불완전탈구(아탈구)
　　　h. 부종의 관리
　　　i. 근력과 지구력 증진
　② 금기증 및 주의점
　　　a. 심장박동조율기 착용자
　　　b. 부정맥이나 심장 전도장애환자

c. 임신 중인 여자
d. 머리를 통과하는 자극
e. 목동맥팽대를 지나는 자극
f. 흉터조직
g. 악성 종양
h. 가슴우리(흉곽) 부위를 지나는 자극
i. 간질환자
j. 피부 문제 : 감염, 감각 저하

5 기능적 전기자극의 임상적 적용

(1) 근재교육과 촉진
   ① 목적 : 자세 조절 이상과 동작의 수의적 상실을 회복시켜 재확립
   ② 전기자극에 의한 직접적인 근수축이 근육방추나 골지힘줄기관으로부터의 구심성 정보를 중추신경계에 제공함으로써 촉진과 억제의 재정립 과정에 기여
   ③ 반복적인 근육의 활동이 운동 잠재기억을 활성화함.

(2) 경련성 관리
   - Kabat 등 : 100pps의 양상성 전류를 이용하여 대항근에 강축을 유발하였을 때 편마비나 양다리 마비 혹은 다발성 경화증 환자에서 경련성의 감소와 함께 관절가동 범위 증가, 팔다리 기능의 개선이 있었다고 보고

(3) 보행훈련
   - 발목관절 (족관절) 등쪽굽힘 (배측굴곡)을 보조하여 보행을 개선

(4) 어깨관절 아탈구
   - 어깨위팔관절(견갑상완관절)의 안정성을 확보하기 위하여 적용하는 신경근 전기자극의 가장 큰 장점은 보조기나 삼각힘줄과는 달리 운동을 하면서 근력의 회복 혹은 경련성의 조절을 통하여 안정성을 증진시킬 수 있다.

(5) 무용성 위축
   ① 고정기간이나 활동이 감소된 후에 근육에서 일어나는 변화
   ② 고정기간 동안에도 위축 예방에 도움
   ③ 환자가 스스로 운동을 효과적으로 수행할 수 있을 경우 중단

(6) 관절가동 범위
   - 매일 30분간 실시하면 ROM을 유지하는데 문제가 없지만 팽윤을 방지하고 ROM을 증가시키기 위해서는 자극시간을 길게하고 좀 더 빈번하게 자극을 주는 것이 좋다.

(7) 보조기의 대용 (예 원발성 척추굽음증 (척추측만증)일 경우)
   ① 굽음 (만곡)의 볼록한 쪽에 표면 전극을 배치하고 굽음 꼭대기를 중심으로 위·아래로 배치한다.
   ② 자극은 환자가 잠을 자는 밤 시간에도 적용한다.
   ③ 약 8~10시간의 FES 치료는 정적보조기를 23시간 착용한 것과 거의 같은 효과

CHAPTER 17 단원정리문제

01 기능적 전기자극치료의 사용 목적이 아닌 것은?

① 관절가동 범위 증진 ② 근재교육
③ 근경축 이완 ④ 통증 감소
⑤ 국소 혈액 순환 증진

▶ 목적
- 관절가동 범위 증진
- 근위축의 지연 및 예방
- 근재교육
- 근경축 이완
- 국소 혈액 순환 증진
- 수술 직후 정맥성 혈전증 예방

02 원발성 척추옆굽음증인 환자가 보조기 대신 사용할 수 있는 치료기는?

① FES ② TENS
③ 단파투열치료 ④ 초음파치료
⑤ 극저전류치료

▶ FES는 UMN의 손상으로 인해 조절할 수 없는 근육에 전기자극을 가하여 근육 수축을 유발하여 보조기 대용으로 사용이 가능하다.

03 상운동원 신경원의 기능장애로 더 이상 수의적으로 조절할 수 없게 된 말초신경 (근육)에 전기자극을 가하여 근수축을 유발함으로써 기능적으로 유용한 동작을 만들어 내는 치료법은?

① 전기근육자극 ② 기능적 전기자극
③ SSP ④ TENS
⑤ 고전압 맥동직류치료

▶ - 기능적 전기자극(FES) : UMN 손상, LMN 정상일 때 자극
- 전기근육자극(EMS) : 탈신경근(LMN 손상)

정답 : 1.④ 2.① 3.②

04 인위적으로 조절된 구심성 자극이 중추신경계로 반복 유입됨으로써 형성된 운동 패턴이 뇌와 고말이집(유수)용성 기전에 잠재되어 일정기간 지속된다는 것은 무엇인가?

① 반사활
② 기억 효과
③ 학습 효과
④ 긍정적 피드백
⑤ 운동 잠재기억

▶ 운동 잠재기억에 관련된 내용임.

05 기능적 전기자극에 사용하는 전극의 선택 기준으로 틀린 것은?

① 낮은 피부-전극간 저항 값을 가져야 한다.
② 전도전류가 일정해야 한다.
③ 피부에 접촉되는 지점이 어느 면에서나 일정하게 유지되어야 한다.
④ 피부 자극이 없어야 한다.
⑤ 가격이 비싸야 한다.

▶ 가격은 경제적인 것이 좋다.

06 전극의 배치에 대한 설명으로 맞는 것은?

① 흉터 조직과 뼈 돌출 부위는 저항이 감소되기 때문에 활성전극의 배치는 피한다.
② 활성전극은 큰 근육을 수축시키거나 여러 근육을 함께 수축할 때 사용한다.
③ 각각의 전극 밑에서 발생되는 전류밀도가 낮기 때문에 양극배치법을 가장 많이 이용한다.
④ 심부를 자극하기 위해서는 전극과 전극 사이의 간격을 좁혀야 한다.
⑤ 근육섬유가 달리는 방향과 평행하도록 전류를 통전시킬 경우 효과는 좋지 않다.

▶ - 전극과 전극 사이의 간격을 좁히면 전류가 표면으로 흐르고 간격을 넓히면 비례하여 심부로 흐른다.
- 저항이 증가되기 때문에 활성전극 피한다.
- 활성전극 → 대형전극
- 평행하도록 전류를 통전시킬 때 효과는 더욱 좋다.

정답 : 4_⑤ 5_⑤ 6_③

Chapter 17 기능적 전기자극

07 기능적 전기자극기의 변수들에 대한 설명으로 맞는 것은?

① 단락시간이 너무 길면 근피로의 원인이 된다.
② 자극 진폭이 증가되면 근력의 크기가 작아진다.
③ 환자가 참을 수 있는 감각의 범위 위에서 전류강도를 조절하면서 치료한다.
④ 0.05ms의 짧은 위상기간은 통증 유발한다.
⑤ 통전-단락 비율이 1:2이면 근력 증가와 지구력 증가 효과가 있다.

▶ 자극 진폭이 증가되면 부가적으로 흥분해 근수축에 참여하는 운동단위의 수가 증가되기 때문에 자극에 의해 발생되는 근력의 크기가 커진다.

08 FES의 주파수와 관련된 설명으로 맞는 것은?

① 진동이나 불완전 강축은 높은 주파수 (20~30pps)이다.
② 주파수가 작아질수록 더 강한 근수축이 일어난다.
③ 직경이 작고 피로에 약한 운동 단위들이 먼저 활성된다.
④ 부드러운 수축을 하기 위해선 40pps 정도가 적당하다.
⑤ 주파수가 높을수록 근피로가 쉽게 발생한다.

▶ - 부드러운 수축은 30pps, 맥동률이 증가함에 따라 운동신경의 발화율도 함께 높아지기 때문에
- 높은 주파수(10~20pps)
- 커질수록 더 강한 근수축이 일어남.
- 직경이 크고 피로에 약한운동 단위들이 먼저 활성됨.

09 임상 적용을 위한 일반적인 지침들에 대한 설명으로 맞지 않는 것은?

① 치료사는 환자가 최대한 안락한 자세를 취할 수 있도록 배려한다.
② 치료 중 통증이 발생하면 즉시 중단해야 한다.
③ 환자 자신이 전기자극에 의해 일어나는 근수축을 직접 볼 수 있는 자세는 피해야 한다.
④ FES 치료의 적용 환자는 자극에 반응할 수 있는 말초신경이 손상되지 않았거나 혹은 부분적으로나마 손상되지 않고 남아 있어야 한다.
⑤ 치료를 진행하는 동안 여러 가지 자세로 환자의 위치를 바꾸어 주는 것은 학습을 증진시켜준다.

▶ 환자 자신이 전기자극에 의해 일어나는 근수축을 직접 볼 수 있는 자세는 시각적 되먹임을 통해 감각 정보와 학습을 증가시켜 주고 치료에 더욱 협조적이 되게 한다.

정답 : 7_④ 8_⑤ 9_③

10 기능적 전기자극의 임상적 적용에 대한 설명들로 틀린 것은?

① 근재교육의 목적은 자세 조절 이상과 동작의 수의적 상실을 회복하여 재확립시키는데 있다.
② 발목관절 등쪽굽힘을 보조하여 보행을 개선시킨다.
③ 환자가 스스로 운동할 수 있는 경우에도 치료 효과를 위해 계속 적용해야 한다.
④ FES는 고정기간 동안에도 무용성 위축 예방에 도움을 줄 수 있다.
⑤ ROM을 증가시키기 위해서는 자극시간을 길게 하고 좀 더 빈번하게 자극을 주는 것이 좋다.

▶ 환자가 스스로 운동을 효과적으로 수행할 수 있을 경우 중단해야 한다.

정답 : 10_③

MEMO

Chapter 18

단파 투열치료

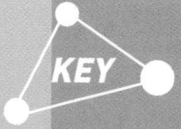

- 단파는 고주파 전류 가운데서 인체에 적용될 때 전도전류의 형태로 적용되는 전자기파로 심부 조직에 강력한 열을 제공할 수 있습니다. 단파를 이용한 치료 시 나타나는 전기·물리학적 특성은 정전장 가열법을 사용하느냐 아니면 전자장 가열법을 사용하느냐에 따라 달라지고, 인체조직의 여러 가지 성질에 의해 열 분포의 특성이 달라지므로 단파 전류의 특성을 이해하고, 질환에 따라 적절한 투열 조건을 선택하는 것은 중요합니다. 이번 chapter에서는 단파의 특성과 정전장 가열법, 전자장 가열법, 전기법칙들과 적응증, 금기증, 단파 투열치료의 장점과 단점에 대하여 알아보도록 하겠습니다.

꼭! 알 아 두 기

1. 단파의 특성
2. 유전체와 유전율
3. 전극의 크기 및 위치에 따른 정전장의 변화
4. 정전장 가열법과 사용되는 전극의 종류
5. 조직에 대한 상대적 가열 패턴
6. 전극배치법
7. 전자장 가열법과 사용하는 전극의 종류
8. 앙페르의 법칙, 플레밍의 법칙
9. 적응증, 금기증
10. 단파 투열치료의 장점과 단점

CHAPTER 18 단파 투열치료

1 단파의 전기물리학

(1) 단파의 특성
① 일반적 주파수 대역 : 27.12MHz
② 전류 범위 : 120~130mA
③ 전기장의 세기는 크기와 방향을 갖는 벡터량
④ 전기력선의 밀도는 전기장의 세기에 비례 → 열 효과↑
⑤ 단파는 교류 고주파이므로 극성이 바뀔 때마다 내적 마찰을 극복하는 과정에서 조직 내에 열이 발생하게 된다.
⑥ 전도도 : 전류가 잘 흐르는 정도를 나타내는 척도
⑦ 수분 함량이 높은 조직일수록 전도도가 높고, 수분의 함량이 낮은 조직일수록 전도도가 낮다.

2 정전장 가열법

- 콘덴서 전계법 (콘덴서 원리 응용) = 전기장
- 두 개의 전극과 가열되는 인체의 조직이 유전체 역할
- 조직 내 정전장 형성 → 조직 가열

(1) 정전장 가열법과 관계있는 생물리학
- 분극 작용 : 변위 전류의 일종
  • 양성 이온 → 음극판, 음성 이온 → 양극판
  • 전도 전류 (조직 내에 있는 자유 이온들이 이동함으로써 발생)와는 다른 형태

(2) 유전체와 유전율
① 유전체 : 콘덴서의 두 판 사이에 넣었을 때 정전 용량이 증가하게 되는 운모와 기름 같은 절연물
② 유전율 : 전기 용량 C가 극판 사이를 진공으로 했을 때 전기 용량 C_0의 몇 배가 되는가를 나타낸 것
③ 유전 상수가 크다 → 열 생성이 많은 조직
④ 탈분극 용량의 총량은 유전 상수에 의해 결정
⑤ 물질 내 쌍극자의 수가 많을수록 유전 상수는 커진다.
⑥ 고주파의 유전 상수 → 주파수에 의해 영향
⑦ 수분 (액체) 많이 포함한 조직 → 유전율 & 전도성 높다.

(3) 전도도
　① 전류가 잘 흐르는 정도의 척도
　② 전도도 높은 조직 → 전류 밀도 높다 → 많은 열 발생 (주울의 법칙)

(4) 조직의 성질과 온도 상승 특성
　- 주파수 높다 → 분자들의 관성이 너무 커져서 가해진 전기장 내의 분자 진동 감소
　　→ 비유전율과 저항값 감소 → 세포 내·외부가 비슷하게 가열 = 체적 가열

(5) 정전장 가열법의 기기
　① 콘덴서의 기본 원리
　　a. 콘덴서 - (+) 단자에 연결된 구리판 → 양전하 유도
　　　　　　 - (−) 단자에 연결된 구리판 → 음전하 유도
　　b. 콘덴서의 전기용량 (capacitance)
　　　- 두 극판 사이의 거리 d에 반비례, 두 극판의 넓이 s에 비례

$$C = \varepsilon \frac{s}{d}$$

　② 콘덴서의 연결
　　a. 직렬 연결 : 축전기의 합성 전기 용량은 연결된 축전기 중 가장 작은 전기 용량보다 작다.
　　b. 병렬 연결 : 콘덴서의 합성 전기 용량은 각 콘덴서의 전기 용량의 합과 같다.

(6) 전극의 크기 및 위치에 따른 정전장의 변화
　① 두 전극 사이의 거리가 미치는 영향 - 전자장
　　a. 가깝다 - 근접된 부위에서 제일 강함.
　　b. 정상 - 모든 면에서 전기력선의 분포가 고름
　　c. 전극의 사이가 넓다 → 심부의 전기력선 집중
　　d. 전극의 사이가 좁다 → 표면쪽의 전기력선의 집중

　② 가열 조직과 전극 사이의 거리가 미치는 영향
　　a. 조직에 대한 전기장의 영향은 조직이 전극의 끝부분에 있을 때보다 중심부에 있을 때 더욱 커진다.
　　b. 전기장은 전기력선이 가장 밀집된 부위에서 제일 강하다.
　　c. 가열할 인체 부위가 대전된 두 전극의 중심부에 있을 때 팔다리의 양쪽 면에서 동일한 크기
　　d. 가열할 인체 부위가 대전된 두 전극 중 어느 한쪽에 근접
　　　→ 전기력선이 전극에 가까이 위치한 팔다리 쪽에 더 집중 → 더 가열

　③ 두 전극면의 평형성 여부가 미치는 영향
　　a. 전극이 서로 가깝게 위치한 부위에 전기력선 집중 → 더 가열
　　b. 작은 전극 쪽의 전류 집중

　④ 전도도가 미치는 영향
　　a. 전기력선은 전도도가 높은 물체가 놓여 있는 방향으로 집중
　　b. 피부 표면에 땀, 인체 내부나 표면 부위에 금속 존재 시 발생

(7) 정전장 가열법에 사용되는 전극의 종류
- 심부 근육층에서 보다는 피하지방층에서 더 많은 에너지의 흡수

① 에어 스페이스 플레이트 (air-spaced condenser plate electrode)
　a. 단단한 플라스틱 제재로 캐패시터 플레이트를 둘러싼 전극
　b. 치료 시 땀이 나면 수건으로 닦으면서 치료해야 한다.

② 캐패시트 플레이터
　a. 유리에 싸여 있는 전극으로 땀의 농축
　b. 유리덮개의 피부의 직접 접촉 : x (특정 부위 선택적 가열을 방지)
　c. 최대 전류 밀도 : 전극 바로 밑의 피하지방층과 전극 사이의 표면 근육층

③ 콘덴서 패드 전극
　a. 캐패시터 플레이트를 고무나 플라스틱 제재로 감싼 전극으로 유연성이 있다.
　b. 1~2inch 두께의 거즈나 천을 피부와 전극 사이에 넣는다 (간격 유지).
　　↳ 공간이 필요한 이유 : 공간이 유지되어야 전류의 흐름이 생겨 효과가 있음.

④ 내부 금속전극
　a. 수용성 윤활제를 바른 후 곧창자, 질 속에 삽입하여 사용
　b. 전체 표면이 가열하려고 하는 조직과 최대로 접촉되도록 해야 한다.
　c. 일부만 접촉되면 화상을 유발하게 된다.

(8) 전극배치법
① 대면법 : 전극과 피부가 서로 평행되도록 배치
② 공면법 : 신체 동일면 두 개 전극 배치 : 정상 → d3 > d1+d2
　a. 표면 조직 가열 : 전극과 피부 사이 거리 최대한 가깝게
　b. 심부 조직 가열 : 전극과 피부 사이 거리 최대한 멀게
③ 변형공면법 : 엉치엉덩 (천장)관절과 같은 부위의 치료에 적합, 주로 피부 표면 조직 가열
④ 교차법 : 한 부위 대면법 → 전극을 90° 이동 다시 대면법
⑤ 병렬법 : 동시에 두 관절 치료

2 전자장 가열법

- 전자장 유도 전류의 원리
  - 전류가 코일에 흐를 때 자장 발생 → 이차적으로 조직 내 전류 발생
  - 전자장 : 자석이나 도선 주위에 형성된 특정한 힘의 영향권

(1) 전자장 가열법과 관계있는 전기물리학
① 직선 전류에 의한 전자장
　a. 앙페르의 법칙 또는 오른나사의 법칙
　　- 직선으로 곧게 뻗은 도선에 전류를 흘리면 전자장은 도선의 주위를 원형으로 감쌈, 즉 전류의 방향을 오른나사가 진행하는 방향으로 잡을 때 전자장의 방향은 나사가 회전하는 방향

b. 비오 · 사바르 (Biot · Savart)의 법칙
- 긴 직선 도선에 전류가 흐를 때 도선 주위의 자기장의 세기 B (Wb/㎡)는 전류의 세기 I (A)에 비례하고 도선으로부터의 거리 r(m)에 반비례한다.

$$B = k\frac{I}{r}$$

② 원형 전류에 의한 전자장
- 도선을 원형으로 감은 후 도선에 전류를 흘리면 전자장의 방향은 전류가 오른나사가 돌아가는 방향으로 흐를 때 나사의 진행 방향과 같다.

③ 솔레노이드에 의한 자계
- 자계의 방향은 암페어의 오른손 법칙 : 오른손 주먹의 엄지손가락을 세웠을 때 네 손가락의 방향으로 전류가 흐르면 엄지손가락 방향으로 자력선이 발생한다. 자력선이 나가는 쪽 → N극, 들어오는 쪽 → S극

자기력선의 성질
- 자기력선의 방향 : N → S
- 자기력선은 자석 내부를 지나 연속된 폐곡선, 안 끊어지고 계속
- 자기력선 상의 임의의 한 점에 자침을 놓으면 자침의 N극은 자기력선의 접선 방향과 만난다.
- 자기력선은 서로 만나지 않으며, 자기력선이 밀집한 곳은 적은 곳보다 자기장이 강하다.

(2) 플레밍의 법칙

	왼손 법칙	오른손 법칙
1finger	힘	운동
2finger	자기장	자기장
3finger	전류	(유도)기전력
특징	전자기력, 전동기 원리	유도기전력

(3) 코일
- 자기인덕턴스 (self-inductance)
 • 유기 전압의 방향은 Lentz 법칙에 의해 전류의 흐름을 방해하려 하는 방향으로 유도되는데, 이러한 인덕턴스는,
  → 코일에 의하여 발생되는 자속 밀도는 전류에 비례
  → 자기인덕턴스는 고주파 전류 치료 시 침투 깊이에 영향

(4) 전자장 가열법의 생물리학
① 높은 열 : 혈액이 풍부한 근육 (전도성↑), 심부 가열, 관절 주위도
② 지방조직이 있는 부위 : 비효과적 ∵ 지방은 좋은 전도체
③ 금속 삽입 : 부적당 → 열의 집중

*전자장 가열법은 전자장에 의해 조직의 내부에 발생된 와류 전류를 이용한 치료이며, 열의 발생량이 대부분 전류 밀도에 의존하기 때문이고, 조직의 전도도는 열의 상승에 가장 중요한 영향을 미침. 일반적으로 조직의 전도도는 수분 함유량에 의존하는데 수분 함유량이 많은 혈액이나 근육 등은 전도성이 높고 지방이나 인대, 힘줄, 연골과 같은 조직은 전도도가 낮다.

- 정전장 가열법 : 전도도가 낮은 조직
- 전자장 가열법 : 전도도가 높은 조직

(5) 전자장 가열법에 사용하는 전극의 종류
① 코일
　a. 유도 케이블 (Induction cable)
　　- 가늘고 유연한 긴 철심의 묶음을 두꺼운 절연체로 감싼 케이블의 형태의 전극
　b. 펜케이크 코일 (Pan-cake coil)
　　- 발열 위치가 약 3~4cm 정도의 표면부에 국한되며, 평면고리 모양의 열 분포를 나타낸다.

② 드럼 전극
　a. 모노드 (Monode) 전극
　　- 유도 코일 위에 플라스틱 용기로 덮은 전극, 유연성 없음. 전극을 피부에 직접 접촉
　　→ 피부에서 높은 열, 전극과 피부 사이에 적당한 간격 → 표면 근육 조직에 열 발생
　b. 마이노드 (Minode) 전극
　　- 견고한 코일을 원뿔형으로 감은 후 그 위에 절연덮개를 덮은 전극
　　• 순수한 전자장 효과가 효율적으로 일어날 수 있도록 모노드 전극을 개량, 표면 부위 치료에 적합
　c. 디플로드 (Diplode) 전극
　　- 견고한 코일을 두 개의 사각형 절연덮개로 싼 후 전극이 서로 만나는 부위에 경첩을 달아 팔다리의 형태에 따라 적용하기 편리하도록 만든 전극, 각이 진 팔다리 부위의 가열에 사용하기 좋다.

*맥동 단파 치료 = 맥동 고주파 전자장 = 맥동 고주파 전류

- 드럼형의 전극을 통하여 조직에 유도되며, 드럼 전극을 적용할 때는 피부와 드럼 표면에 공간을 두어야 한다.
- 평균 출력이 38W 보다 작아 열감을 느낄 수 없기 때문에 타월로 보호할 필요 없음.
- 맥동 기간이 짧고 맥동 간 간격이 매우 크기 때문에 화상을 입힐 위험성은 거의 없지만 심장박동 조정기, 고열 환자, 악성 종양 환자의 치료는 금하고 있다.

3 단파 투열의 치료적 효과

(1) 일반적 효과
　① 통증 완화

② 근경축 감소
③ 혈액 순환이 증가하여 염증의 완화 혹은 해소를 촉진
④ 부종삼출액의 재흡수를 촉진
⑤ 피부 부위의 순환이 증가하여 지연된 상처의 치유를 촉진
⑥ 감염 시 혈액 순환 증가 ⇒ 백혈구 증가 ⇒ 식균작용 활성화 ⇒ 방어기전 촉진
⑦ 섬유증 완화
⑧ 열은 폄성을 5~10배 정도 증가시키기 때문에

(2) 단파 투열치료의 적응증과 금기증
  ① 적응증
    a. 삠
    b. 좌상
    c. 근육 및 힘줄의 열상
    d. 관절주머니 병터
    e. 퇴행성 관절 질환
    f. 만성 류마티스성 관절염
    g. 관절강직
    h. 혈종
    i. 힘줄윤활막염
    j. 점액낭염
    k. 윤활막염
    l. 감염성 외과적 절개부
    m. 부기
    n. 고름집
    o. 월경불순

  ② 금기증
    a. 악성 종양
    b. 허혈성 조직 (혈관이 약한 조직 → 혈액 순환 안 됨, 죽은 조직 → 열이 집중됨, 화상)
    c. 중등도 및 과도한 부종
    d. 젖은 붕대나 접착 테이프 사용 부위
    e. 금속 이식물 사용 부위
    f. 심장박동조절기 사용 환자
    g. 출혈성 부위
    h. 결핵성 관절
    i. 열감각 장애 환자
    j. 최근에 방사선 치료를 한 환자
    k. 온열 과민 환자
    l. 임신

m. 정맥혈전증 혹은 정맥염
n. 월경
o. 피부 질환
p. 심한 심장 질환
q. 혈압 이상

(3) 단파 투열치료의 장점과 단점
① 장점
a. 적용 방법이 다양하기 때문에 응용 범위가 매우 넓다.
b. 열을 필요에 따라 심부 혹은 표피에 선택적으로 적용할 수 있다.
c. 불필요한 피부의 가열을 피할 수 있다.
d. 기계의 작동이 비교적 간단하다.
e. 환자에게 안락감을 준다.
f. 신체의 곡선 부위에도 쉽게 적용할 수 있다.
g. 관절을 통하여 가열이 가능하다.

② 단점
a. 환자의 조건에 따라 비교적 복잡한 적용을 요한다 (→ 금기증이 많다.).
b. 환자에게 주어지는 열의 양을 정확하게 측정할 수 없다.
c. 심부 조직의 화상을 유발할 수 있다.

(4) 단파 투열치료 시의 위험 및 주의점
① 단파치료 시 나타날 수 있는 화상의 원인
a. 비정상적인 피부의 감각 (**예** 다량의 발한)
b. 돌출된 부위 (치료 시 가능한 피하고, 전극을 원거리에 배치)
c. 혈관의 순환부전
d. 치료 부위 노출시키지 않고 옷 입은 채로 치료
e. 피부의 젖은 상태
f. 단파를 유도하는 케이블의 환자 혹은 기계와 접촉
g. 전극의 잘못된 배치

② 화상 예방을 위한 조치
a. 잘 검사하여 금기증이 아닌지 살펴본다.
b. 피부 감각이 정상인지 본다.
c. **뼈**가 돌출된 부위의 치료는 피하고 해야 할 경우 먼거리에 배치
d. 치료 부위의 옷을 벗긴 후 치료에 임한다.
e. 피부가 건조한 상태에서 실시
f. 단파를 유도하는 케이블에 접촉하지 않도록 주의
g. 전극의 고정을 확실히 하고 치료 도중 환자의 피부와 전극이 서로 접촉되지 않도록 한다.

③ 전기적 쇼크를 예방하기 위한 조치
  a. 케이블과 전극의 절물렁에 이상이 없는지를 확인한다.
  b. 케이블과 전극이 모두 정확하게 접속되어 있는지 확인한 다음 전극을 배치한다.
  c. 접지는 잘 되어 있는지를 확인한다.

CHAPTER 18 단원정리문제

01 엉치엉덩관절과 같은 부위의 치료에 적합하며, 주로 피부 표면 조직을 가열하는 배치법은 무엇인가?

① 병렬법　　② 교차법　　③ 변형공면법
④ 대면법　　⑤ 공면법

▶ - 대면법 : 전극과 피부가 서로 평행되도록 배치
- 공면법 : 신체 동일면 두 개 전극 배치
- 변형공면법 : 엉치엉덩관절(천장관절)과 같은 부위의 치료에 적합, 주로 피부표면 조직 가열
- 교차법 : 한 부위 대면법 → 전극을 90° 이동 다시 대면법
- 병렬법 : 동시에 두 관절 치료

02 단파의 특성에 대한 설명으로 맞는 것은?

① 전류 범위는 110~120mA이다.
② 전기력선의 밀도는 전기장의 세기에 반비례한다.
③ 일반적 주파수 대역은 37.12MHz이다.
④ 수분 함량이 높은 조직일수록 전도도가 낮고, 수분의 함량이 낮은 조직일수록 전도도는 높다.
⑤ 단파는 교류 고주파이므로 극성이 바뀔 때마다 내적 마찰을 극복하는 과정에서 조직 내에 열이 발생하게 된다.

▶ - 수분 함량이 높은 조직일수록 전도도가 높고, 수분의 함량이 낮은 조직일수록 전도도가 낮다.
- 전류 범위 : 120~130mA
- 전기장의 세기에 비례한다.
- 일반적 주파수 대역 : 27.12MHz이다.

03 유전체와 유전율에 대한 설명으로 맞는 것은?

① 전도도 높은 조직은 많은 열이 발생한다.
② 주파수 높으면 비유전율과 저항값이 증가하여 세포 내, 외부가 비슷하게 가열된다.
③ 유전 상수가 작은 조직은 열 생성이 많은 조직이다.
④ 물질 내 쌍극자의 수가 많을수록 유전 상수는 작아진다.
⑤ 수분을 많이 포함한 조직은 유전율과 전도성이 낮다.

▶ - 주파수 높다 → 분자들의 관성이 너무 커져서 가해진 전기장 내의 분자 진동 감소
　→ 비유전율과 저항 값 감소 → 세포 내, 외부가 비슷하게 가열 = 체적가열
- 유전 상수 큼 → 열 생성이 많음.
- 물질 내 쌍극자의 수가 많을수록 유전 상수는 커짐.
- 유전율과 전도성이 높음.

정답 : 1.③　2.⑤　3.①

04 전극의 크기 및 위치에 따른 정전장의 변화에 대한 설명으로 맞지 않는 것은?

① 두 전극 사이의 거리가 넓으면 심부에 전기력선이 집중된다.
② 가열할 인체 부위가 대전된 두 전극 중 어느 한쪽에 근접하면 전기력선이 전극에 가까이 위치한 팔다리 쪽에 더 집중되어 열이 발생한다.
③ 작은 전극 쪽에 전류가 집중된다.
④ 전기력선은 전도도가 높은 물체가 놓여 있는 방향으로 집중된다.
⑤ 두 전극 사이의 거리가 정상일 경우 근접된 부위에서 제일 강하다.

05 직선으로 곧게 뻗은 도선에 전류를 흘리면 전자장은 도선의 주위를 원형으로 감쌈, 즉 전류의 방향을 오른나사가 진행하는 방향으로 잡을 때 전자장의 방향은 나사가 회전하는 방향을 나타내는 법칙은?

① 비오 · 사바르 (Biot. Savart)의 법칙
② 오른나사의 법칙
③ 왼손나사의 법칙
④ 주울의 법칙
⑤ 에너지 보존의 법칙

06 자기력선의 성질에 대한 설명으로 맞는 것은?

> 가. 자기력선의 방향은 N → S 이다.
> 나. 자기력선은 서로 만나지 않는다.
> 다. 자기력선이 밀집한 곳은 적은 곳보다 자기장이 강하다.
> 라. 자기력선 상의 임의의 한 점에 자침을 놓으면 자침의 N극은 자기력선의 접선 방향과 만난다.

① 가, 나, 다   ② 가, 다   ③ 나, 라
④ 라   ⑤ 가, 나, 다, 라

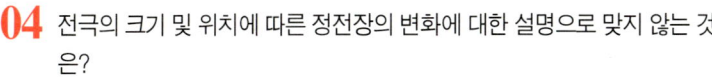

▶ 두 전극 사이의 거리가 미치는 영향 - 전자장
① 가깝다 - 근접된 부위에서 제일 강함.
② 정상 - 모든 면에서 전기력선의 분포가 고름
③ 전극의 사이가 넓다 → 심부의 전기력선 집중
④ 전극의 사이가 좁다 → 표면 쪽의 전기력선의 집중

▶ 비오 · 사바르(Biot. Savart)의 법칙
긴 직선 도선에 전류가 흐를 때 도선 주위의 자기장의 세기 B(Wb/㎡)는 전류의 세기(A)에 비례하고 도선으로부터의 거리 r(m)에 반비례한다.

▶ 자기력선의 성질
- 가, 나, 다, 라 외에 자기력선을 자석 내부를 지나 연속된 폐곡선, 안 끊어지고 계속

정답 : 4_⑤ 5_② 6_⑤

07 다음은 플레밍의 법칙에 대한 설명이다. 맞는 것은?

① 1finger - 왼손 법칙 - 운동
② 1finger - 오른손 법칙 - 힘
③ 2finger - 왼손 법칙 - 기전력
④ 2finger - 오른손 법칙 - 자기장
⑤ 3finger - 오른손 법칙 - 전류

▶ - 1finger - 왼손 법칙 - 힘
　- 2finger - 오른손 법칙 - 자기장
　- 3finger - 오른손 법칙 - 기전력

08 나무나 플라스틱 제재로 감싼 전극으로 유연성이 있고, 1~2inch 두께의 거즈나 천을 피부와 전극 사이에 넣어 간격을 유지하는 전극은 무엇인가?

① 콘덴서 패드 전극
② 유도 케이블
③ 마이노드 전극
④ 디플로드 전극
⑤ 에어 스페이스 플레이트

▶ 콘덴서 패드 전극
　- 캐패시터 플레이트를 고무나 플라스틱 제재로 감싼 전극으로 유연성이 있다.
　- 1~2inch 두께의 거즈나 천을 피부와 전극 사이에 넣는다 (간격 유지)
　　↳ 공간이 필요한 이유 : 공간이 유지되어야 전류의 흐림이 생겨 효과가 있음.

09 유도 코일 위에 플라스틱 용기로 덮은 전극으로 유연성이 없고, 전극을 피부에 직접 접촉하는 전극은 무엇인가?

① 디플로드 전극
② 모노드 전극
③ 마이노드 전극
④ 캐패시트 플레이터
⑤ 에어 스페이스 플레이트

▶ 모노드 전극
　- 유도 코일 위에 플라스틱 용기로 덮은 전극, 유연성 없음. 전극을 피부에 직접 접촉 → 피부에서 높은 열, 전극과 피부 사이에 적당한 간격 → 표면근육 조직에 열 발생

정답 : 7.④ 8.① 9.②

10 다음 중 전자장 가열법끼리 맞는 것은?

> 가. 모노드 전극　　　　나. 펜케이크 코일
> 다. 디플로드 전극　　　라. 콘덴서 패드 전극

① 가, 나, 다　　② 가, 다　　③ 나, 라
④ 라　　　　　⑤ 가, 나, 다, 라

해설연결

▶ 전자장 가열법에 사용하는 전극의 종류
- 유도 케이블 : 가늘고 유연한 긴 철심의 묶음을 두꺼운 절연체로 감싼 케이블의 형태의 전극
- 펜케이크 코일 : 발열 위치가 약 3~4㎝ 정도의 표면부에 국한되며, 평면 고리 모양의 열분포를 나타낸다.
- 모노드(Monode) 전극 : 유도 코일 위에 플라스틱 용기로 덮은 전극
- 마이노드(Minode) 전극 : 견고한 코일을 원뿔형으로 감은 후 그 위에 절연덮개를 덮은 전극
- 디플로드(Diplode) 전극 : 견고한 코일을 두 개의 사각형 절연덮개로 싼 후 전극이 서로 만나는 부위에 경첩을 달아 팔다리의 형태에 따라 적용하기 편리하도록 만든 전극

11 다음 중 적응증으로 맞는 것은?

① 결핵성 관절　　　② 퇴행성 관절 질환
③ 임신　　　　　　④ 허혈성 조직
⑤ 혈압 이상

12 단파 투열치료의 단점으로 맞는 것은?

① 불필요한 피부의 가열을 피할 수 있다.
② 열을 필요에 따라 심부 혹은 표피에 선택적으로 적용할 수 있다.
③ 관절을 통하여 가열이 가능하다.
④ 적용 방법이 다양하여 응용 범위가 작아서 좋다.
⑤ 신체의 곡선 부위에도 쉽게 적용할 수 있다.

단원정리문제 해설

▶ 정전장 가열법에 사용되는 전극의 종류
- 에어 스페이스 플레이트 : 단단한 플라스틱 제재로 케패시터 플레이트를 둘러싼 전극
- 캐패시트 플레이터 : 유리에 싸여 있는 전극
- 콘덴서 패드 전극 : 캐패시터 플레이트를 고무나 플라스틱 제재로 감싼 전극으로 유연성이 있다.
- 내부 금속 전극 : 수용성 윤활제를 바른 후 곧창자, 질 속에 삽입하여 사용

▶ 금기증
- 허혈성 조직
  (혈관이 약한 조직 → 혈액 순환 안 됨, 죽은조직 → 열이 집중됨, 화상)
- 결핵성 관절
- 임신
- 월경
- 혈압 이상

▶ 장점
- 적용 방법이 다양하기 때문에 응용 범위가 매우 넓다.
- 환자에게 안락감을 준다.
- 기계의 작동이 비교적 간단하다.

정답 : 10_① 11_② 12_④

Chapter 18 단파 투열치료

13 단파 투열치료 시의 위험 및 주의점에 대한 설명으로 맞는 것은?

① 치료 부위의 옷을 벗긴 후 치료한다.
② 피부 감각이 정상인지 본다.
③ 단파를 유도하는 케이블에 접촉하지 않도록 주의한다.
④ 뼈가 돌출된 부위의 치료는 피하고 해야 할 경우 먼거리에 배치한다.
⑤ 케이블과 전극이 모두 정확하게 접속되어 있는지 확인한 다음 전극을 배치한다.

▶ - ①, ②, ③은 모두 화상 예방을 위한 조치에 관련된 내용임.
　- ⑤는 전기적 쇼크를 예방하기 위한 조치임.

정답 : 13_④

Chapter 19

극초단파 투열치료

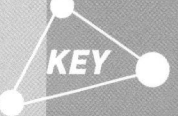

- 극초단파는 전자기 복사의 한 형태로, 단파가 전류인데 반하여 파의 형태입니다. 극초단파는 전달될 때 매질을 필요로 하지 않으며, 빛의 속도로 진행하며, 진공 속을 통과할 수 있습니다. 극초단파 전류의 특성을 이해하고 질환에 따라 투열 조건을 선택하여 치료 계획을 수립하는 것이 중요합니다. 이번 chapter에서는 극초단파의 특성과 주파수와 수분의 함유량이 치료에 미치는 영향과 임상적 효과, 그리고 극초단파 투열의 장점과 단점에 대하여 알아보도록 하겠습니다.

꼭! 알아두기

1. 극초단파의 특성
2. 주파수가 조직 온도 상승에 미치는 효과
3. 수분의 함유량이 침투 깊이에 미치는 효과
4. 극초단파 조사도자의 종류와 특성
5. 극초단파 투열치료 시의 치료강도와 열감각 특징
6. 극초단파 투열의 임상적 효과
7. 적응증, 금기증
8. 극초단파 투열의 장점과 단점

CHAPTER 19 극초단파 투열치료

1 극초단파의 전기물리학

(1) 극초단파의 물리적 특성
   ① 주파수 : 300~30,000MHz
   ② 의료적 주파수 : 2,450MHz, 915MHz, 433.9MHz
   ③ 극초단파 치료 시 가장 많이 사용하는 파장 : 12.25cm
   ④ 빛의 속도로 진행, 진공을 통과
   ⑤ 성질 : 반사, 산란, 굴절, 흡수 (→ 치료에 이용)

(2) 극초단파의 발생과 전송
   ① 극초단파의 발생 : 자전관 (마그네트론, magnetron, 진공관, 2극관)과 조합된 진동 회로를 통하여 생성
   ② 위상 : 공동을 따라 진행하는 극초단파 전계의 위상, 180° 변화
   ③ 극초단파의 전송 : 자전관에 의해 발생된 극초단파 전류 → 공진 동조 회로 (유입)
      → 동축 케이블 (co-axial cable) → 안테나 (이송) → 반사경 (송출)
   ④ 출력 에너지 조절 : 자전관의 양극 전류 조정 (전계의 강도를 조절)
      a. 사용할 때마다 공진 회로 동조시킬 필요 없다.
         → 자전관 내부에 이미 동조되어 있는 공진 회로 삽입
      b. 양극 전류는 지연 회로를 사용하여 음극이 가열되는 시간에 맞추어 전류가 흐르게 조절되어 있다.
      c. 자전관은 강력한 냉각 장치 내부에 있다 (일반 진공관에 비해 열 발생이 많음.).
      d. 예열시간은 보통 3~4분 정도

(3) 극초단파의 생물리적 특성
   ① 주파수가 조직 온도 상승에 미치는 효과
      - 주파수↑ ⇒ 열효율↑ ⇒ 침투 깊이↓ ⇒ 표면 가열
      - 주파수↓ ⇒ 열효율↑ ⇒ 침투 깊이↑ ⇒ 심부 가열
      a. 조사 에너지 중 50% 이상 상실 → 생물학적 효과 유발
      b. 반사는 접촉형 도자로 최소화
      c. 피하 지방과 근육의 경계면 반사 많음.
   ② 조직의 물리적 상수가 조직 온도 상승에 미치는 효과
      - 조직의 온도 상승 분포는 극초단파가 통과하는 조직의 흡수 능력, 전파 특성에 따라 달라짐.
         → 매질의 유전 상수나 비저항, 전도도에 의존

③ 피하지방의 두께가 조직의 온도 상승에 미치는 효과
　　a. 물렁조직 두께가 아주 얇은 관절 → (관절 온도 상승 > 피부 온도 상승)
　　b. 피하지방량 중간 정도인 사람 → 근육에서 가장 높은 온도 상승
　　　　- 주파수 높으면 (2,450MHz) → 근육 - 뼈의 경계면에서 정지파 & 에너지 반사
　　　　- 주파수 낮으면 (900MHz나 그 이하) → 열점 형성
　　　　　　* 주파수↑ ⇒ 파장↓ ⇒ 근육과 뼈의 경계면에 정지파(=정상파)와 에너지 반사↑

④ 수분의 함유량이 침투 깊이에 미치는 효과
　　- 수분 함량↑ ⇒ 에너지 흡수↑ ⇒ 침투 깊이↓
　　- 수분 함량↓ ⇒ 에너지 흡수↓ ⇒ 침투 깊이↑
　　- 함수량이 작은 조직일수록 극초단파 잘 투과된다.
　　- 함수량이 많은 조직일수록 극초단파 투과 어렵다.
　　　a. 지방 (함수량↓) ⇒ 극초단파 잘 투과
　　　b. 근육 (함수량↑) ⇒ 전도도↑ ⇒ 유전율↑ ⇒ 침투 어렵다.
　　　c. 지방층의 이상 가열 (∵ 근육층의 표면에서 극초단파의 상당량 반사)
　　　d. 침투깊이가 길어질수록 에너지 감소 이유
　　　　　- 조사 안테나로부터 투과된 E의 침투 깊이가 길어질수록
　　　　　　즉 안테나로부터 거리가 멀어질수록 빔의 분산으로 투과 면적이 넓어지기 때문
　　　　　- 극초단파가 조직 속으로 침투되면서 열에너지로 전환되기 때문

⑤ 생리학적 반응이 미치는 효과
　　a. 최고 온도 도달 후 극초단파를 계속 조사해도 조직은 온도가 상승하지 않는다.
　　　　→ 혈액의 냉각 작용에 의해 오히려 온도 감소 경향
　　b. 에너지가 투과하는 깊이에 따라 피부, 피하 지방, 근육 등 → 혈액 순환의 증가
　　c. 극초단파는 단파에 비해 투과심도가 낮기 때문에 심부의 혈류량은 단파에 비해 작다.

⑥ 기타
　　a. 위나 간과 같은 장기는 열점을 형성할 수 있다.
　　b. 피부 표면으로부터 0.5~2cm 범위 내 금속 삽입물 → 열 집중 → 심부 화상 발생

2 극초단파의 임상적 적용

(1) 극초단파 조사도자의 종류
　① 접촉형 조사도자
　　a. 누출조사가 적고 적용 편리
　　b. 공동이 다공성 유전체로 채워져 있어, 이를 통해 공기 이동 → 공기 냉각 가능
　　c. 공기 통로가 적절 배치된 가는 플라스틱 보호 덮개가 있어 접촉 시 피부 냉각 제공, 표면의 선택적 가열을 방지, 조사도자 가장자리의 가열을 방지

② 비접촉형 조사도자
  a. A형 조사도자
    - 지름 : 4inch(9.3cm)
    - 반사경 : 반구형
    - 최대 강도 : 링 중심부
    - 빔(beam) : 원형 도넛
    - 치료 부위 : 불규칙, 볼록, 돌출, 좁은 부위
    - 피부에서 2inch 거리 : 중심부가 50% 정도의 강도
    - 안테나 바로 밑 : 중심부가 최대 강도
    - 피부와 조사도자의 적절한 거리는 2inch
  b. B형 조사도자
    - 지름 : 6inch (15.3cm)
    - 반사경 : 반구형
    - 최대강도 : 링 중심부
    - 빔 (beam) : 원형 도넛
    - 치료 부위 : 불규칙. 볼록, 돌출, 좁은 부위
    - 복사강도는 A형과 비슷한 분포
  c. C형 조사도자
    - 지름 : 4.5×5inch (11.25×12.5cm)
    - 반사경 : 직사각형
    - 최대강도 : 중심부
    - 빔 (beam) : 타원형
    - 치료 부위 : 평면, 오목 부위
  d. D형 조사도자
    - 지름 : 5×21inch (13×53cm)
    - 반사경 : 직사각형
    - 최대강도 : 중심부
    - 빔 (beam) : 타원형
    - 치료 부위 : 평면, 오목 부위
    - 피부와 조사도자의 적절한 거리는 5inch
  e. E형 조사도자
    - 12.2cm의 전 파장
    - 반사경 : 직사각형
    - 장방형의 판을 거의 직각으로 서로 접촉
    - 최대강도 : 중심부
    - 빔 (beam) : 타원형
    - 치료 부위 : 평면, 오목 부위

(2) 극초단파 투열의 용량
  ① 치료강도
    a. 환자에게 정확한 에너지량을 측정하기란 불가능
    b. 치료강도는 환자의 감각에 의존
    c. 환자가 편안해 하면서 기분 좋을 정도의 강도를 기준강도로 삼는다.

【 극초단파 투열치료 시의 치료강도와 열감각 특징 】

구분	특징	비고
최소하 강도 (Dose I)	온감을 전혀 느낄 수 없음	
최소강도 (Dose II)	온감을 겨우 느낄 수 있음	급성 질환
중등도 강도 (Dose III)	중간 정도의 부드러운 온감	아급성 질환
강한강도 (Dose IV)	쾌적한 온감	만성 질환
최대강도 (Dose V)	최대로 견딜 수 있는 온감	물렁조직 신장

  ② 치료시간
    a. 조사량의 크기를 결정
      – 전유효 투여량 = 에너지 밀도 × 유효 치료 면적 × 치료시간
    b. 일반적 치료시간 : 5~30분
    c. 충분한 조직 온도 상승 : 20분 전후

(3) 극초단파 투열의 임상적 효과
  ① 통증 완화
  ② 근경축 감소
  ③ 혈액 순환이 증가하여 염증의 완화 혹은 해소를 촉진
  ④ 피부 부위의 순환이 증가하여 지연된 상처의 치유를 촉진
  ⑤ 감염 시 혈액 순환 증가 ⇒ 백혈구 증가 ⇒ 식균작용 활성화 ⇒ 방어기전 촉진
  ⑥ 섬유증 완화
    → 열은 폄성을 5~10배 정도 증가시키기 때문에

(4) 극초단파 투열의 적응증과 금기증
  ① 적응증
    a. 삠
    b. 좌상
    c. 근육 및 힘줄의 화상
    d. 관절주머니 병변
    e. 퇴행성 관절 질환
    f. 만성 류마티스성 관절염
    g. 얕은관절 (표재관절)에서의 관절강직

h. 혈종
i. 근경축을 동반한 관절주머니 병터
j. 힘줄윤활막염(건초염)
k. 점액낭염
l. 윤활막염
m. 감염된 외과적 절개부
n. 부기
o. 고름집

② 금기증
a. 악성 종양
b. 허혈성 조직
c. 중등도 및 과도한 부종
d. 젖은 붕대나 접착테이프 사용 부위
e. 금속 이식물 사용 부위 : 엉덩관절치환술 (고관절치환술) 환자 등
f. 심장박동조절기 사용 환자
g. 출혈성 부위
h. 결핵성 관절
i. 열감각 장애환자
j. 믿을 수 없는 환자
k. 최근에 방사선 치료를 한 환자
l. 온열 과민환자
m. 급성 감염 혹은 염증
n. 진통 치료환자
o. 정맥혈전증 혹은 정맥염
p. 임신
q. 월경
r. 피부 질환
s. 심한 심장 질환
t. 혈압 이상
u. 성장 중인 뼈
v. 남성의 생식샘
w. 비만증

(5) 극초단파 투열의 장점과 단점
① 장점
a. 단파에 비해 적용이 간편
b. 열을 정확하게 국소에 적용
c. 기계의 작동이 간단

d. 전극 부착이 없어서 환자가 편안한 상태에서 적용
　　e. 낮은 주파수의 극초단파를 이용하면 근육의 선택적인 가열이 가능

② 단점
　　a. 단파에 비해 심부조직의 가열이 많지 않다.
　　b. 관절에 적용 시 관절의 한쪽 면만 가열된다.
　　c. 환자에게 조사된 에너지의 양을 정확하게 측정할 수 없다.
　　d. 피부의 화상이 급속하게 일어날 수 있다.

CHAPTER 19 단원정리문제

01 극초단파의 생·물리적 특성에 대한 설명으로 맞는 것은?

① 피하지방과 근육의 경계면에 반사가 적다.
② 조직의 온도는 극초단파가 통과하는 조직의 흡수 능력, 전파 특성에 상관없이 같다.
③ 최고 온도 도달 후 극초단파를 계속 조사해도 조직의 온도는 상승하지 않는다.
④ 극초단파는 단파에 비해 투과심도가 낮기 때문에 심부의 혈류량은 단파에 비해 크다.
⑤ 주파수가 높으면 침투 깊이가 높아져서 심부 가열이 된다.

02 수분의 함유량이 침투 깊이에 미치는 효과로 맞는 것은?

① 함수량이 작은 조직일수록 극초단파의 투과가 어렵다.
② 지방은 극초단파가 잘 투과된다.
③ 근육은 침투가 쉽다.
④ 지방층의 표면에서 극초단파의 상당량이 반사되어 근육층의 이상 가열이 나타난다.
⑤ 침투 깊이에 상관없이 에너지의 감소는 없다.

03 극초단파 치료 시 어느 부분 온도가 가장 많이 가열되는가?

① 표피
② 표피–지방
③ 지방–근육
④ 근육–뼈
⑤ 뼈

단원정리문제 해설

▶ - 주파수↑ ⇒ 열효율↑ ⇒ 침투 깊이↓ ⇒ 표면 가열
- 주파수↓ ⇒ 열효율↑ ⇒ 침투 깊이↑ ⇒ 심부 가열

▶ - 침투 깊이가 길어질수록 에너지는 감소한다. 조사 안테나로부터 거리가 멀어질수록 빔의 분산으로 투과면적이 넓어지고 극초단파가 조직속으로 침투되면서 열에너지로 전환되기 때문에 에너지는 감소한다.
- 함수량 작은 조직일수록 극초단파 잘 투과된다.
- 근육(함수량↑) ⇒ 전도도↑ ⇒ 유전율↑ ⇒ 침투 어렵다.
- 지방층의 이상 가열(근육층의 표면에서 극초단파의 상당량 반사)

▶ 지방층은 수분 함량이 적어서 극초단파가 잘 투과되고, 근육층은 수분 함량이 커서 잘 투과되지 않기 때문에 근육층의 표면에서 극초단파의 상당량이 반사되어 지방층의 이상 가열이 나타난다.

정답 : 1.③ 2.④ 3.③

04 다음이 설명하는 조사도자는 무엇인가?

> • 지름 : 4inch(9.3cm)
> • 반사경 : 반구형
> • 최대강도 : 링 중심부
> • 빔(beam) : 원형 도넛
> • 치료 부위 : 불규칙. 볼록, 돌출, 좁은 부위
> • 안테나 바로 밑 : 중심부가 최대강도

① A형 조사도자　　② B형 조사도자
③ C형 조사도자　　④ D형 조사도자
⑤ E형 조사도자

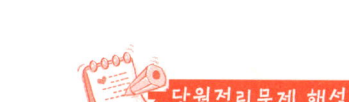

▶ A형 조사도자에 관련된 내용임.

05 치료 부위가 불규칙하고 좁은 부위에 적합한 조사도자로 맞는 것은?

> 가. A형 조사도자　　나. C형 조사도자
> 다. B형 조사도자　　라. D형 조사도자

① 가, 나, 다　　② 가, 다　　③ 나, 라
④ 라　　⑤ 가, 나, 다, 라

▶ 나, 라는 평면이나 오목 부위에 적합하다.

06 각 조사도자에 대한 설명으로 맞는 것은?

① A형 조사도자 적용 시 피부와 조사도자의 적절한 거리는 3inch이다.
② B형 조사도자는 평면이나 오목 부위에 적합하다.
③ C형 조사도자의 반사경은 직사각형이다.
④ D형 조사도자의 최대강도는 링 중심부이다.
⑤ E형 조사도자의 빔은 원형 도넛이다.

▶ - B형 조사도자 - 불규칙. 볼록, 돌출, 좁은 부위
　- A형 조사도자의 적절한 거리는 2inch
　- B형 조사도자는 불규칙, 볼록, 돌출, 좁은 부위
　- D형 조사도자의 최대강도는 중심부
　- E형 빔은 타원형

정답 : 4_① 5_② 6_③

Chapter 19 극초단파 투열치료 | 195

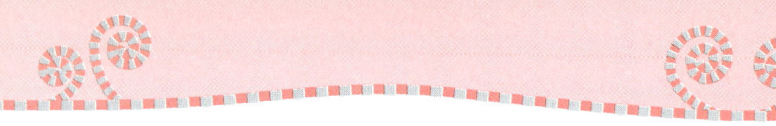

07 극초단파 투열치료 시의 치료강도에 대한 설명 중 맞지 않는 것은?

① 최소강도(Dose Ⅱ)는 급성 질환에 적합하다.
② 최소하 강도(Dose Ⅰ)는 온감을 전혀 느낄 수 없다.
③ 중등도 강도(Dose Ⅲ)는 만성 질환에 적합하다.
④ 최대강도(Dose Ⅴ)는 최대로 견딜 수 있는 온감이다.
⑤ 강한강도(Dose Ⅳ)는 쾌적한 온감을 준다.

▶ - 최소하 강도(Dose Ⅰ) : 온감을 전혀 느낄 수 없음.
- 최소강도(Dose Ⅱ) : 온감을 겨우 느낄 수 있음, 급성 질환
- 중등도 강도(Dose Ⅲ) : 중간 정도의 부드러운 온감, 아급성 질환
- 강한강도(Dose Ⅳ) : 쾌적한 온감, 만성 질환
- 최대강도(Dose Ⅴ) : 최대로 견딜 수 있는 온감, 물렁조직 스트레칭

08 극초단파 투열의 임상적 효과에 대한 설명으로 맞지 않는 것은?

① 근경축 감소
② 섬유증 완화
③ 피부 부위의 순환이 증가하여 지연된 상처의 치유를 촉진
④ 감염 시 방어기전 억제
⑤ 통증 완화

▶ 감염 시 혈액 순환 증가 ⇒ 백혈구 증가 ⇒ 식균작용 활성화 ⇒ 방어기전 촉진

09 극초단파 투열의 금기증으로 맞는 것은?

> 가. 정맥혈전증 혹은 정맥염
> 나. 금속 이식물 사용 부위
> 다. 남성의 생식샘
> 라. 힘줄윤활막염

① 가, 나, 다 ② 가, 다 ③ 나, 라
④ 라 ⑤ 가, 나, 다, 라

▶ 라.는 적응증이다.

정답 : 7_③ 8_④ 9_①

10 극초단파 투열의 장점으로 맞는 것은?

① 단파에 비해 적용이 다소 어렵다.
② 열을 정확하게 국소에 적용한다.
③ 전극 부착이 없어서 환자가 불편하게 여긴다.
④ 관절 적용 시 관절의 한쪽 면만 가열할 수 있다.
⑤ 단파에 비해 심부 조직의 가열이 많지 않다.

▶ - 단파에 비해 적용이 간편
 - 전극 부착이 없어서 환자가 편안한 상태에서 적용
 - ④, ⑤는 극초단파 투열의 단점

정답 : 10_②

MEMO

Chapter 20
초음파 치료

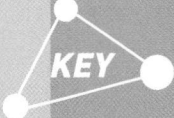

■ 초음파는 기름기 많은 지방 성분보다는 근육처럼 수분을 함유한 조직만을 선택적으로 가열하기 때문에 심부치료에 사용되며, 조직의 깊이와 조직의 구성 성분에 따라 강도도 조절해야 합니다. 초음파는 전기치료 중에서도 치료기전이 다른 전기치료와 차별화를 보이는데, 그에 따라 치료기에서 금기증이 초음파에서는 적응증이 되기도 합니다. 이번 chapter에서는 초음파의 원리와 침투 깊이, 치료기법, 치료의 효과, 초음파 영동법에 대하여 알아보도록 하겠습니다.

꼭! 알아두기

1. 주파수에 따른 초음파의 침투 깊이
2. 역압전 효과
3. 음파의 흡수와 감쇠
4. 초음파의 반사와 굴절
5. 방사도자의 크기와 방산각
6. 캐비테이션
7. 초음파의 생·물리학적 효과
8. 방사도자의 적용법
9. 이온도입법과 초음파 영동법의 차이
10. 적응증, 금기증

CHAPTER 20 초음파 치료

1 초음파 치료의 개요

(1) 초음파 치료의 역사
- ① 가청 음파 = 가청 주파수 : 16~20,000Hz
- ② 초음파 : 1~3MHz
  └ 작을수록 더 깊게 투여

(2) 의료용 초음파의 발생
- ① 발진기와 변환기
  - a. 발진기 : 전기적 신호를 일으킴.
  - b. 변환기 : 발진된 신호를 음파의 형태로 바꿈.
- ② 전기 음향 변환 소자
  - 전기 음향 변환 소자 : 전기적 고주파 진동을 기계적 초음파 진동으로 변환시키는 장치
  - a. 자왜 진동자
    - 자왜 현상 : 자성체를 자화시키면, 자성체는 자화의 방향으로 신장 혹은 축소
  - b. 전왜 진동자
    - 압전 현상 (= 압전 효과) : 결정체에 압축력 또는 신장력 → 전기 분극
    - 역압전 효과 : 결정체에 전계를 인가 → 결정체는 압축 또는 신장
      └ 초음파 발생의 기본 원리
    - 역압전 효과 발생되는 곳 : 변환 회로 (변환기)
      • 세로효과 : 전계와 신축의 방향이 일치
      • 가로효과 : 전계와 신축의 방향이 서로 직각

  * 초음파 진동 : 교류 전압 → 결정체 → 결정체 신축(결정체의 고유 주파수와 일치)
                                                               └ 강한 초음파 진동 발생

(3) 생체 조직에서의 음파 특성
- ① 음파
  - a. 음속 : 340m/sec
  - b. 생체 골격근에서의 속도 : 1,558m/sec
  - c. 음압 : 음파의 압력
  - d. 음파의 세기 : 단위 시간 당 단위 면적을 수직하게 통과하는 에너지
  - e. 음파는 소밀파의 형태로 진행되기 때문에 소멸이 주기적으로 반복

② 음파의 흡수와 감쇠
   a. 감쇠 : 음원으로부터의 거리가 멀어질수록 강도와 진폭이 점점 작아지는 현상
               도자로부터의 거리가 멀수록 커지고 강도가 진폭에 비해 빠르게 감쇠
    - 확산 감쇠 : 음파 세기 → 음원으로부터의 거리의 자승에 반비례 감쇄
    - 흡수 감쇠 : 액체의 점성, 고체의 내부 마찰 → 음파의 에너지가 열로 변하면서 감쇠
   b. 흡수 감쇠는 조직의 수분 함유량에 반비례, 단백의 함량에 비례
      혈액-3% 〈 지방 〈 신경 〈 근육 〈 피부 〈 힘줄 〈 연골 〈 뼈-96%, 초음파 감쇠
   c. 흡수계수는 주파수가 높을수록 그 값이 커진다.
   d. 주파수가 증가할수록 열전환 효율이 증가하나 침투 깊이는 낮아진다.
   e. 반가층 : 음파가 감쇠하기 시작하여 변환기에서 조사된 크기의 1/2이 되는 지점
   f. 초음파의 유효 투과 깊이 : 반가층까지의 조직 깊이, 3MHz 보다 1MHz의 침투 깊이가 깊다.
   g. 주파수 높을수록 투과 반가층이 작아지는 이유 : 주파수 높을수록 흡수량이 커지기 때문

(4) 유효 방사면 (ERA)
  - 실질적인 초음파의 방사가 일어나는 면적

(5) 반사와 굴절
  ① 반사
    a. 방사도자의 금속과 공기 경계면에서는 99%의 반사가 일어난다.
       └ 공기로 초음파가 전달 거의 안 됨.
    b. 초음파 치료 시 적절한 매질을 적용
    c. 피부와 방사도자의 각이 90°가 되도록 사용해야 한다.
    d. 뼈막과 뼈의 경계면 : 초음파 에너지의 약 70%가 반사, 30%가 뼈에 급속하게 흡수되어 열로 전환
    e. 뼈막에서 빠른 열 상승이 일어남 → 뼈막통 (골막통) 발생, 화상의 위험
  ② 굴절
    a. 초음파 빔이 경계면과 수직이 아닌 상태에서 입사될 때 일어나는 현상
    b. 굴절은 경계면 물질들의 음향 임피던스의 차이와 파의 입사각에 비례

(6) 방사도자의 크기와 방산각
  ① 방산각 : 초음파 빔이 전파되면서 옆으로 퍼지는 각도
  ② 조사도자의 크기와 주파수에 반비례
  ③ 도자의 직경에 대한 파장의 비율에 비례

(7) 캐비테이션
  - 고주파 중 초음파에만 있는 현상으로 초음파가 통과하는 조직의 액체 속에 들어있는 미세한 크기의 기포 행동을 표현하기 위해 사용하는 용어
  ① 초음파의 기계적 효과
  ② 초음파의 강도가 가장 약 → 조직의 공동 내에 가스 참 → 압박에 의해 공동들이 터지거나, 충격파의 형태로 높은 에너지 농축 or 기포 커짐
  ③ 캐비테이션 활동은 초음파 강도가 증가할수록 커진다.

(8) 초음파에 의한 가열 패턴
　① 상대적 가열 패턴 : 초음파에 의한 온도 상승이 조직에 따라 차이가 있다.
　② 피하지방에서는 상대적으로 작은 에너지가 열로 전환됨.
　　　→ 에너지의 열 전환 - 피하 지방↓ 〈 근육↑
　③ 가열 통증 : 얇은 부위는 치료 부위의 반대쪽에서 공기와 부딪혀 돌아와 열 전환
　④ 공기가 있는 공간에서 밀착하지 않으면 → 변환기로 초음파 반사 → 뜨거워짐
　　　→ 매질 필요 & 변환기와 피부 밀착 → 입사각 : 90°
　　　　＊초음파는 단파나 극초단파를 사용했을 때보다 근육이나 다른 연조직에 침투되는 침투 깊이가 깊고, 표면 조직에서
　　　　　의 온도 상승이 상대적으로 작다. 조직 사이 경계면 선택적 가열
　　　　　∴ 가장 효율적임.

2 초음파의 생·물리학적 효과

(1) 마이크로 마사지 효과
　① 초음파가 조직에 흡수되면 음파의 압력 변화에 의한 마이크로 마사지 효과가 나타난다.
　② 기계적 작용

> **기계적 작용에 의한 생물학적 효과**
> - 세포 구조물에 대한 소성 효과
> - 열을 발생시키는 마찰 효과
> - 진동 효과
> - 확산의 촉진 효과
> - 세포 간 마사지 효과
> - 특정 약물의 침투 효과 (초음파 영동법)
> - 공동의 생성 효과

(2) 신경 조직에 미치는 효과
　- 신경의 감수성 : B섬유 〉 C섬유 〉 Aδ 섬유 (가장 둔감)
　- 초음파를 신경 조직에 가하면 신경 전도 속도 감소
　　└ 기계적, 화학적 효과, 열적 효과에 의한 것은 아님.
　- CNS의 초음파 적용은 매우 신중히, 아주 낮은 강도로함.
　- CNS는 PNS와는 달리 기계적 효과보다 열 효과에 더욱 민감
　　└ 펄스형 초음파를 사용하는 것이 좋다.
　- 척수반사 (신장 반사) 감소

　① 초음파 강도 신경 전도 속도의 관계
　　　a. 초음파 강도가 $0.5W/cm^2$ 정도일 때는 운동신경의 전도 속도가 증가
　　　b. 초음파 강도가 $1{\sim}2W/cm^2$ 정도일 때는 운동신경의 전도 속도가 감소

   c. 초음파 강도가 3W/cm² 정도일 때는 운동신경의 전도 속도가 증가
  ② 초음파에 대한 신경 조직의 민감도
   a. 신경의 세포체는 대뇌겉질보다 초음파에 더 민감
   b. 백색질은 대뇌겉질보다 초음파에 더 민감
   c. 섬유로는 세포핵보다 초음파에 더 민감
   d. 백색질에 있는 섬유로는 신경세포체의 파괴가 없는 상태에서도 손상이 일어남.
   e. 모든 신경의 구성 성분이 파괴되어도 순환계는 파괴되지 않을 수 있다.
(3) 화학적 효과
 ① 초음파 → 히스타민이나 프로스타글란딘의 염증 부위 유출 → 혈관 확장
  → 세포 투과성 증가 → 모세혈관 투과성 증가 → 백혈구나 면역 방어 활발
 ② 1MHz (13~3W/cm²) → 근육 : ATP & 인산크레아틴 감소
(4) 전지적 효과
 - 거대분자에 초음파 → 압전 효과 (압축, 신장) → 허혈, 통증 제거
(5) 약물에 대한 효과
 - 초음파 영동법 : 약품을 피부를 통하여 피부 밑에 있는 조직들에 침투

3 초음파의 적용 기술

(1) 매질의 선택
 ① 매질의 온도와 형태에 크게 영향
 ② 방사도자와 피부 사이에 기포나 공기층이 있을 경우 거의 전달이 이루어지지 않음.
(2) 방사도자의 적용법
 ① 고정법
  a. 자주 사용되지 않는 방법
  b. 국소 부위 빠른 온도 상승
  c. 온도 조절 어렵다.
  d. 부득이한 경우의 강도 → 1W/cm² 이하로 조절
 ② 이동법
  - 비교적 짧게, 1초당 1inch로 움직이면서 서로 겹치게 하고 수직으로 한다.
 ③ 수중치료법
  a. 직접 접촉 곤란한 뼈 돌출부, 오목 부위
  b. 가능하면 물은 끓인 후 식혀 기포 제거
  c. 방사도자와 치료 부위의 거리는 약 10cm 이내에서 사용하되 일반적으로는 1~2cm 적당

(3) 치료강도와 안전 상한선
　① 초음파의 강도 : W/cm^2
　② 심부 조직 강력 치료 효과 발생, 평균 초음파 강도 최소 : $3\sim4W/cm^2$
　　　예 조사도자의 방사 표면 $10cm^2$ → 최대 총 출력 : 30~40W
　③ 방사 표면이 큰 도자가 바람직, 5cm↓ → 심부치료
　④ 추천 치료용 도자 : 7~13cm, 펄스파 출력 시 펄스 모양 : 직사각형
　⑤ 강력한 효과 목적 : 최대한 참을 수 있는 수준 바로 직전까지 온도 상승
　　　　　　　　 = 환자가 통증을 짧게 느낄 때까지, 그 후 출력 약간 감소
　　　　　　　　 = 치료 부위의 크기(조직 양)을 동일한 출력 유지하면서 증가
　⑥ 경찰법 : $3.0W/cm^2$ 앞, 뒤
　⑦ 고정법 : $1.0W/cm^2$ 이하

(4) 치료시간 및 치료빈도
　① 1일 1회를 기준으로 최소 3~7분
　② 2주 정도 치료 후 쉬었다가 다시 실시

4 초음파 영동법을 이용한 치료

(1) 초음파 영동법의 기초
　① 세포의 투과성 변화 이용
　② 표면 : 1.5~3MHz의 고주파 사용
　③ 심부 → 낮은 주파수 사용
　④ 농도 : 10%

【 이온도입법과 초음파 영동법의 차이 】

분류	이온도입법	초음파 영동법
투과 깊이	표재성	최소 5cm
투과 약물 성질	전기적 양성 혹은 중성	전기적 극성 관계 없음 분자 자체
투과 기전	전기적 반발력	세포막의 투과성 증가

(2) 초음파 영동법의 치료
　① 염증 완화
　② 국소마취제
　③ 유착의 치료
　④ 근경련의 치료 : 초음파 적용 시 42℃ 앞, 뒤 GTO로부터의 흥분 발사 증가
　　　　　　　Ⅱ군 섬유로부터의 흥분 발사 감소, 피부 온도 상승 → 근육방추에 대한 r운동신
　　　　　　　경섬유의 활동 감소 → α운동신경의 흥분 억제 → 근경련 완화
　⑤ 신경종의 치료

⑥ 석회화 힘줄염의 치료
⑦ 혈종의 치료
- 혈종의 생성 초기 (48시간 이내)에 3MHz의 초음파를 낮은 강도로 혈종 부위에 적용
→ 삼출물의 기질화 예방, 얼음, 압박, 혈종 부위의 거상 등 함께 적용 시 더 효과적
• 혈종이 근육 사이 존재 → 통증과 삼출성 유착의 원인
• 혈종이 근육 내 존재 → 근육의 뼈막 (골막) 부착부의 열상 원인
⑧ 종창의 치료
⑨ 만성 윤활막염의 치료
⑩ 골절의 치료
⑪ 오십어깨 (오십견)의 치료

(3) 적응증과 금기증
① 적응증
  a. 유착
  b. 통증과 근경축
  c. 대상포진 후 신경통
  d. 신경종
  e. 외상성 앞무릎뼈 (전슬개골) 신경통
  f. 석회성 힘줄염
  g. 혈종
  h. 종창
  i. 윤활막염
  j. 족저사마귀

② 금기증
  a. 뇌 및 척수
  b. 눈
  c. 생식 기관 및 복부 기관
  d. 임신된 자궁
  e. 급성 감염 혹은 패혈증
  f. 종양
  g. 심부 방사선 조사 환자
  h. 심부정맥 혈전증 혹은 동맥 질환
  i. 혈우병
  j. 폐결핵 혹은 뼈결핵
  k. 감각마비 부위

CHAPTER 20 단원정리문제

01 초음파 발생의 기본이 되는 원리는 무엇인가?

① 압전 효과   ② 역압전 효과   ③ 반사
④ 세로 효과   ⑤ 흡수 감쇠

02 금속삽입물이 있어도 치료가 가능한 전기치료는 무엇인가?

① 간섭파 치료   ② 극저전류 치료
③ 저주파 치료   ④ 기능적 전기자극치료
⑤ 초음파 치료

03 초음파에서 가장 많은 에너지의 반사가 일어나는 부위는 어디인가?

① 표피-지방   ② 지방-근육
③ 근육-뼈막   ④ 뼈막-뼈
⑤ 뼈

▶ 역압전 효과
- 결정체에 전계를 인가 → 결정체는 압축 또는 신장
- 초음파 발생의 기본 원리 신장

▶ - 뼈막과 뼈의 경계면 : 초음파 에너지의 약 70%가 반사, 30%가 뼈에 급속하게 흡수되어 열로 전환
- 뼈막에서 빠른 열상승이 일어남 → 뼈막통 발생, 화상의 위험

정답 : 1_②   2_⑤   3_④

04 초음파 치료 시 매질을 사용하는 이유로 맞는 것은?

① 도자를 빨리 움직이게 하기 위하여
② 움직임을 쉽게 하기 위하여
③ 피부 저항을 제거하기 위하여
④ 피부 접촉면 사이의 공기를 제거하기 위하여
⑤ 치료 부위 화상 예방

05 초음파의 흡수 감쇠 순서로 맞는 것은?

① 혈액 < 근육 < 신경 < 지방 < 피부 < 뼈
② 혈액 < 피부 < 신경 < 근육 < 지방 < 뼈
③ 혈액 < 지방 < 신경 < 근육 < 피부 < 뼈
④ 혈액 < 지방 < 신경 < 근육 < 뼈 < 피부
⑤ 혈액 < 지방 < 근육 < 신경 < 뼈 < 피부

06 생체 조직에서의 음파 특성에 대한 설명 중 맞는 것은?

① 음파는 소밀파의 형태로 진행되기 때문에 소멸이 정기적으로 반복된다.
② 감쇠는 도자로부터의 거리가 가까수록 커지고 강도가 진폭에 비해 늦게 감쇠한다.
③ 초음파의 유효 투과 깊이는 반가층까지의 조직 깊이를 말한다.
④ 흡수 감쇠는 조직의 수분 함유량에 비례, 단백의 함량에 반비례한다.
⑤ 주파수가 높을수록 반가층이 커진다.

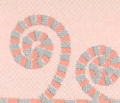 **단원정리 문제 해설**

▶ 방사도자의 금속과 공기 경계면에서는 99%의 반사가 일어난다. 즉, 공기로 초음파가 전달 거의 안 됨.

▶ - 흡수 감쇠는 조직의 수분 함유량에 반비례, 단백의 함량에 비례
  - 혈액 : 3% < 지방 < 신경 < 근육 < 피부 < 힘줄 < 연골 < 뼈 : 96%, 초음파 감쇠

▶ - 주파수가 높을수록 투과 반가층이 작아지는 이유는 주파수가 높을수록 흡수량이 커지기 때문이다.
  - 주기적으로 반복된다.
  - 도자로부터 거리가 멀수록 커지고, 강도가 진폭에 비해 빠르게 감쇠된다.
  - 수분 함류량에 반비례, 단백 함량에 비례한다.

정답 : 4_④ 5_③ 6_③

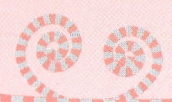

07 방사도자의 크기와 방산각에 대한 설명으로 맞는 것은?

① 방산각은 초음파 빔이 전파되면서 옆으로 퍼지는 각도이다.
② 조사도자의 크기가 커질수록 방산각도 커진다.
③ 조사도자의 주파수가 커질수록 방산각은 커진다.
④ 도자의 직경이 커질수록 파장은 작아진다.
⑤ 조자의 직경이 작을수록 파장은 커진다.

▶ - 조사도자의 크기와 주파수에 반비례
- 도자의 직경에 대한 파장의 비율에 비례
- 초음파 빔이 전파되면서 옆으로 퍼지는 각도

08 초음파에 의한 가열에 대한 설명 중 맞는 것은?

① 초음파의 조사도자와 치료 부위의 각도는 수평일수록 좋다.
② 초음파는 표면조직에서의 온도 상승이 상대적으로 크다.
③ 가열 통증은 손바닥에 초음파를 적용했을 때 관찰할 수 있다.
④ 피하 지방에서는 상대적으로 큰 에너지가 열로 전환된다.
⑤ 초음파는 단파나 극초단파를 사용했을 때보다 침투 깊이가 얕다.

▶ - 가열 통증 : 얇은 부위는 치료 부위의 반대쪽에서 공기와 부딪혀 돌아와 열 전환
- 공기가 있는 공간에서 밀착하지 않으면 (매질 필요 & 변환기와 피부 밀착→ 입사각 : 90°)
 → 변환기로 초음파 반사 → 뜨거워짐
- 초음파는 단파나 극초단파를 사용했을 때보다 근육이나 다른 연조직에 침투되는 침투 깊이가 깊고, 표면 조직에서의 온도 상승이 상대적으로 작다. 조직 사이 경계면 선택적 가열
- 피하지방에서는 상대적으로 작은 에너지가 열로 전환

09 다음은 초음파의 무슨 효과에 대한 설명으로 맞는 것은?

- 세포구조물에 대한 소성 효과
- 열을 발생시키는 마찰 효과
- 진동 효과
- 세포 간 마사지 효과
- 특정 약물의 침투 효과 (초음파 영동법)
- 공동의 생성 효과

① 신경 조직에 대한 효과
② 전기적 효과
③ 기계적 효과
④ 화학적 효과
⑤ 약물에 대한 효과

▶ 기계적 작용에 의한 생물학적 효과
- 주어진 보기 외에 확산의 촉진 효과도 있음.

정답 : 7.① 8.③ 9.③

10 초음파가 신경조직에 미치는 효과로 맞는 것은?

① 척수반사는 증가한다.
② CNS의 초음파 적용은 매우 신중히 해야 한다.
③ CNS의 초음파 적용은 아주 높은 강도로 해야 한다.
④ CNS는 PNS와는 달리 열효과보다 기계적 효과에 더욱 민감하다.
⑤ 신경의 감수성의 순서는 Aδ섬유 〉 B섬유 〉 C섬유 (가장 둔감) 이다.

▶ - CNS는 PNS와는 달리 기계적 효과보다 열 효과에 더욱 민감
  ↳ 펄스형 초음파를 사용하는 것이 좋다.
- 척수반사는 감소한다.
- 아주 낮은 강도로 한다.
- 신경의 감수성 : B섬유 → C섬유 → Aδ 섬유(가장 둔감)

11 초음파에 대한 신경조직의 민감도에 대한 설명으로 틀린 것은?

① 모든 신경의 구성 성분이 파괴되면 순환계도 같이 파괴된다.
② 섬유로는 세포핵보다 초음파에 더 민감하다.
③ 신경의 세포체는 대뇌겉질보다 초음파에 더 민감하다.
④ 백색질은 대뇌겉질보다 초음파에 더 민감하다.
⑤ 백색질에 있는 섬유로는 신경세포체의 파괴가 없는 상태에서도 손상이 일어난다.

▶ 모든 신경의 구성 성분이 파괴되어도 순환계는 파괴되지 않을 수 있다.

12 방사도자의 적용법 중 고정법에 대한 설명으로 맞는 것은?

> 가. 직접 접촉, 곤란한 뼈 돌출부, 오목 부위
> 나. 국소 부위 빠른 온도 상승
> 다. 1초당 1inch로 움직이면서 수직 적용
> 라. 온도 조절 어렵다.

① 가, 나, 다 ② 가, 다 ③ 나, 라
④ 라 ⑤ 가, 나, 다, 라

▶ 가 - 수중 치료법, 다 - 이동법

정답 : 10_② 11_① 12_③

13 초음파 영동법의 치료에 대한 것으로 맞지 않는 것은?

① 국소마취제로 사용 가능하다.
② 신경종의 치료이다.
③ 혈종의 생성 초기에 3MHz의 초음파를 낮은 강도로 혈종 부위에 적용한다.
④ 초음파 적용 시 근육방추 활성화를 통해 근경련 완화를 얻을 수 있다.
⑤ 혈종이 근육 사이 존재 시 통증과 삼출성 유착의 원인이 된다.

14 다음 중 초음파의 적응증으로 맞는 것은?

① 종양　　　　② 심부정맥 혈전증
③ 혈종　　　　④ 임신된 자궁
⑤ 혈우병

15 다음 중 초음파의 금기증이 아닌 것은?

① 눈　　　　　② 금속핀 삽입 부위
③ 뇌 및 척수　④ 임신된 자궁
⑤ 폐결핵

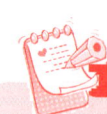 **단원정리문제 해설**

▶ - 근경련의 치료 : 초음파 적용 시 42℃ 앞, 뒤 GTO로부터의 흥분 발사 증가, II군 섬유로부터의 흥분 발사 감소, 피부 온도 상승 → 근육방추에 대한 r운동신경섬유의 활동 감소 → α운동신경의 흥분 억제 → 근경련 완화
 - 혈종의 치료 : 혈종의 생성 초기(48시간 이내)에 3MHz의 초음파를 낮은 강도로 혈종 부위에 적용 → 삼출물의 기질화 예방, 얼음, 압박, 혈종 부위의 거상 등 함께 적용 시 더 효과적
  · 혈종이 근육 사이 존재 → 통증과 삼출성 유착의 원인
  · 혈종이 근육 내 존재 → 근육의 뼈막부 착부의 열상 원인
 - 골절의 치료

▶ 적응증
 - 혈종, 종창, 윤활막염, 족저사마귀, 신경종, 대상포진 후 신경통, 석회성 힘줄염, 유착 등
▶ 금기증
 - 뇌 및 척수, 임신된 자궁, 종양, 혈우병, 감각마비 부위, 폐결핵 또는 뼈결핵, 심부정맥 혈전증 등

▶ 초음파 치료는 금속핀이 삽입된 부위도 치료가 가능하다.

정답 : 13_④　14_③　15_②

★★ 물리치료사 국가고시 대비 ★★

2013년 신판!

Power Manual of

물리치료학 개론 ①

광선치료

전국물리치료학과 학생학술연구회 엮음

Physical Therapy

예당북스

CONTENTS

01 광선치료의 개요 — 13

1. 광선치료의 정의 *14*
2. 빛과 복사 에너지 *14*
3. 광선치료의 분류 *15*
4. 복사 에너지의 물리적 법칙 *15*
5. 피부 *16*
6. 광생물학 *18*
7. 열의 물리학 및 열치료 *19*
8. 열치료 *20*
9. 피부 노화 (Aging of Skin) *21*
10. 피부 광물리학 *22*
11. 광선의 피부 흡수 *22*
- 단원정리문제 *23*

02 적외선치료 — 29

1. 적외선의 특징 *30*
2. 적외선치료 기구 *31*
3. 적외선의 생리적 효과 *32*
4. 적외선 복사의 장·단점 *33*
5. 적외선의 임상적 적용 *34*
6. 적외선의 치료기법 *35*
- 단원정리문제 *36*

03 자외선치료 — 45

1. 자외선의 특징 *46*
2. 자외선의 생리적 효과 *46*
3. 자외선치료 기구 *48*
4. 자외선 적응증 및 금기증 *49*
5. 자외선의 치료기법 *50*
- 단원정리문제 *53*

04 레이저치료 — 65

1. 레이저 *66*
- 단원정리문제 *68*

05 일광욕치료 — 71

1. 일광욕 *72*
- 단원정리문제 *73*

참고문헌 *75*
인덱스 *76*

Chapter 1

광선치료의 개요

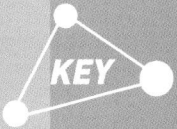

- 광선치료는 빛을 이용하기 때문에 빛을 분류하고 그에 따른 빛의 성질과 특성을 이해합니다.
- 우리의 피부에서의 빛의 성질과 특성, 그리고 어떠한 영향을 가져오게 되는지에 대하여 이해합니다.

꼭! 알아두기

1. 빛의 이중성 : 입자설, 파동설
2. 빛의 특성
3. 빛의 단위
   - $1Å = 0.1nm = 10^{-10}m = 10^{-8}cm$
4. $°F = 9/5°C + 32$
   $°C = 5/9 (°F-32)$
5. 광선의 분류
6. Lambert 코사인 법칙
7. 표피 : 근위자외선 흡수
   진피 : 근위적외선 흡수
8. Vant hoff's law

CHAPTER 01 광선치료의 개요

1 광선치료의 정의

1 광선치료는 자외선, 가시광선, 적외선을 이용하여 질병 및 손상을 치료하는 것이다.

(1) 자연적인 광선
- 태양광선

(2) 인공적인 광선
① 불가시광선 → 적외선 (열 효과)
② 자외선 (광화학적 효과)
③ 가시광선 → 빨강~보라

2 빛과 복사 에너지

1 빛의 이중성

(1) 입자설
- 빛은 미세한 입자로 구성되어, 광전 효과, 광압 효과, comptom 효과를 가짐.

(2) 파동설
- 횡파로서 전자기파의 일종

2 빛의 특성

(1) 전기나 다른 힘에 의해 생성 가능
(2) 가시매개체 없이 전파
(3) 빛의 전파 방향은 직선 방향
(4) 진공 내 진행 속도는 같고, 매개체에 따라 속도가 다름.
(5) 매개체에 의해 반사, 굴절, 산란, 흡수

3 광선치료의 분류

1 빛의 단위

- $1Å = 0.1nm = 10^{-10}m = 10^{-8}cm$
- 속도(V) = 주파수(F) × 파장 W)
- 주파수(frequency) = 주기(cycle) / 초(sec)

2 광선의 분류

원자외선	근자외선	가시광선	근적외선	원적외선
180~290nm	290~390nm	390~770nm	770~1,500nm	1,500~15,000nm
광화학적 효과			열효과	

3 복사 에너지의 물리적 현상

(1) 광선은 물체에 부딪치면 반사되거나 되돌아 옴.
(2) 광선은 물체에 부딪치면 침투하게 되고, 진공 중에서도 복사의 방법으로 통과가 가능하고, 침투와 흡수는 반비례함.
(3) 광선은 물체에 부딪히면 흡수함(Grattus-draper 법칙).
(4) 광선은 매질의 차이에 따라 굴절함.
  ① 고주파(자외선) : 파장 짧고 굴절 크다.
  ② 저주파(적외선) : 파장 길고 굴절 적다.

4 복사 에너지의 물리적 법칙

1 굴절의 법칙

(1) 빛은 서로 다른 매질을 통과할 때 꺾이거나 굴절함.
(2) 빛의 주파수와 파장은 반비례함.

2 반사의 법칙

(1) 빛은 매질에 닿으면 반사됨.
(2) 평면거울에 대한 평면 파동면의 반사각은 입사각과 같음.

3 흡수의 법칙

(1) Gotus-Draper 법칙
- 빛은 물체에 부딪치면 흡수함. 흡수된 광선만이 광화학적 효과를 나타냄.

(2) Lambert 코사인 법칙
- 광원과 환자의 표피가 이루는 각이 90°일 때 가장 효율이 높다 (cosine 각이 작을수록, cosine 값이 클수록 효율은 커진다. cos 0°=효율 최대).

4 거리 제곱의 반비례 법칙
- 빛의 강도는 물체까지 거리의 제곱에 반비례하여 발생

5 Wein's law (빈의 복사 법칙)
- 최대 방출광선의 파장은 발생 파장 중 최대 파장, 절대 온도에 반비례

(1) $\lambda m \cdot T = C$ (λm = 발생된 파장 중 최대 파장, T : 절대 온도 C : 상수)

(2) 절대 온도
① 절대 온도란 물체의 분자 운동 에너지가 0 (zero)이 되는 상태
② 절대 온도 $0°K = -273.15°C$ ($0°C = 273K$)
③ 절대 온도 $0°K$ 이상에서 에너지 방출 (원위 적외선)

6 Vant hoff's law
- 신진대사에 관계된 법칙으로 조직온도 상승과 대사량 증가에 관계된 법칙, 10°C 온도 상승 시 신진대사율 (산화량)은 2.5배 증가

5 피부

1 피부의 구조

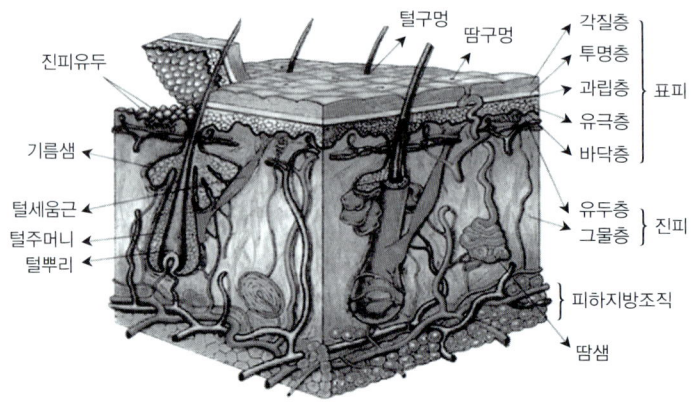

- 피부의 표면적은 약 1.6m², 두께는 평균 1~4mm
- 피부 = 표피 (epidermis) + 진피 (dermis)
- 하층 = 피하조직 (subcutaneous tissue)
- 외피 (common integument) = 모발, 손발톱, 땀샘, 기름샘 등의 부속물
- 표피 : 근위자외선 흡수
- 진피 : 근위적외선 흡수
- 멜라닌 세포 생성 : 종자층 (= 배아층, = 바닥층)

(1) 표피

- 중층편평상피, 혈관이 없음, 손과 발바닥은 두께가 0.8~1.6mm, 다른 신체 부위는 0.07~0.12mm, 평균 두께는 0.1mm

① 각질층 : 표피 가장 바깥층, 각질세포로 구성, 핵이 없음, 불용성 단백질 (각질)
② 투명층 : eleidin (반유동성 물질) 함유 → 손바닥, 발바닥의 각질화에 관여
③ 과립층 : 케파토히알리 과립을 포함 → 각질 형성에 보조
  a. 각질화 : 아래층에 새로운 세포들이 생겨나면 위층의 세포가 떨어짐.
  b. 세포 변태가 완전히 일어나는 소요 시간은 15~30일
④ 종자층(배아층) : 표피의 심부층, 멜라닌 색소 형성 능력 (피부색)

(2) 진피

- 질기고 유연한 탄력섬유, 두꺼움

① 유두층
  a. 유두가 많을수록 민감.
  b. 유두는 얼굴 등의 피부에 적음.
  c. 바닥이나 발바닥에서는 피부 소능에 상응해서 2열 배열
  d. 무늬 : 장문, 족저문, 지문
  e. Meissner 촉각소체가 있으며, 손, 발바닥에 풍부
  f. 모세혈관이 분포

② 그물층
  a. Langer의 절창이 개선 → 외과적 수술 시 중요하게 고려
  b. 굵은 조직섬유·탄력섬유의 방향 : 피부 표면에 거의 평행
  c. 장상 운동 시 방향 : 피부의 신축작용과 방향에 일치
    - 큰 상처 : Langer's line에 직교하는 절개선
    - 작은 상처(미용상 또는 기타 목적) : 평행으로 절개
  d. 민무늬근섬유가 많은 곳 : 성기관 (유두, 유륜, 음경, 회음, 음낭, 대음순)
  e. 가로무늬근섬유 정지 : 얼굴의 진피 내, 표정근, 수의적 운동 가능

(3) 피하지방 조직

① 온몸의 피하지방을 총칭하여 지방층이라 함.
② 보온 및 영양 축적

③ 지방조직 (여성 > 남성, 어린이 > 어른)
④ 지방이 적을수록 피부의 가동성이 큼.

2 피부의 기능

(1) 신체 보호
(2) 체온 조절
(3) 배설 및 분비
(4) 비타민 D 합성
(5) 영양소 저장
(6) 감각기의 역할

6 광생물학

1 피부의 광반응

(1) 290nm보다 짧은 파장은 오존층에서 흡수, 나머지 지구에 도달
(2) 지표에 도달한 태양광선 중 1%가 자외선(290~400nm), 그 중 0.2% (290~320nm)의 자외선이 사람의 피부에 광화상과 같은 손상을 일으킴.
(3) 자외선에 대한 피부 내성 : 흑인 > 동양인 > 백인 순으로 내성 작아짐.
(4) 최소 홍반 용량 : 보통 피부에 한정하여 보이는 최소한의 홍반을 일으키는데 필요한 자외선의 양
(5) 선탠에 관여하는 주된 파장 : 320~400nm
(6) 태양광 화상에 의한 급성 손상이 체표면의 30% 이상 → 중증 질환 (일광 중독 혹은 일사병)
(7) 1회의 자외선 조사에 의해 급성 손상을 받은 표피세포의 생명주기 (life cycle) : 1개월 후 원래대로 회복

2 광의 간접반응 내인성

(1) 광과민 반응
  - 400~700nm
(2) 외인성 광과민 반응
  - 320~420nm

3 광독성 물질

(1) 광증감 물질
  ① 테트라싸이클린 (항생물질), 썰핀아미드 (썰파제)
  ② 페노티아진 (정신요법제), 톨부타미드 (당뇨병약)
  ③ 그리오피루빈 (항진균제), 클로로사이아제이드 (이뇨제)
  ④ 콜타르 화합물 (안스라센, 아크릴진, 또는 포르말린 화합물)

7 열의 물리학 및 열치료

1 열의 물리학

(1) 온도
  ① °F = 9/5℃ + 32
     ℃ = 5/9(°F-32)
  ② 평균 피부 온도 : 93°F, 33.9℃
  ③ 심부 온도 : 구강과 항문의 온도 차이 - 0.6℃
  ④ 핵심 온도 : 체온을 재는 온도

(2) 열의 단위 : Kcal

(3) 생리적 작용
  ① 중추 체온조절 기전 : 시상하부
     a. 앞시상하부 : 발한
     b. 뒤시상하부 : 체온 상승
  ② 체온 소모 방법 : 복사(60%), 증발(25%), 대류(12%), 전도(3%)

(4) 열의 원천
  ① 화학적 작용 : 발한, 산화에 의한 열
  ② 전류
  ③ 기계적인 일 : 마찰, 압력, 진동
  ④ 열의 전달
     a. 전도(표면열, 접촉열) : 초욕, 온습포, 돌림욕
     b. 대류(환류열 ← 밀도차) : 증기욕, 사우나탕
     c. 복사(방사열) : 열등, 적외선(공기를 통해 전파)
     d. 전환열 : 심부투열 치료, 초음파(열 에너지 → 다른 에너지)

분류	매질	특성
전도 (conduction)	고체	두 물체의 접촉면을 통함 고온체 → 저온체
대류 (convention)	유체(액체 및 기체)	유체의 순환에 의해 열이 이동
복사(radiation)	필요 없음	매질의 경유 없이, 전자파의 형태로 에너지가 직접 전파

(5) 물의 물리적 효과
  ① 팽창
  ② 상태의 변화 : 액체 → 고체 → 기체
  ③ 화학작용의 가속화 : 반호프의 법칙

8 열치료

1 열치료의 방법
(1) 전도열
(2) 복사열
(3) 대류열
(4) 전환열

2 열치료 처방 시 포함되어야 하는 항목
(1) 열원
(2) 치료 부위
(3) 치료 시 환자 자세
(4) 치료 시간
(5) 열의 강도
(6) 주의 사항
(7) 치료 방법에 따른 특수 기술

3 치료 기술
(1) **치료 시간** : 30~40분(20분), 강도는 환자의 온열 감각에 따름.
(2) **치료 효과** : 15~20분 정도에서 나타남.

4 열의 일반적 효과
(1) 혈류 증가(혈관장애 시 대류불량으로 열축적, 화상 위험)
(2) 국소 가열, 1차적으로 국소 체온 증가

5 열의 생리적인 효과
(1) 체온 상승
(2) 신진대사 증가
(3) 신진대사물의 집중 증가 → 혈류 증가
(4) 세동맥 확장
(5) 말초혈관의 혈류 증가(→ 부종)
(6) 혈압의 증가
(7) 부종 가중
(8) 맥박수 증가
(9) 열 발생 : 1°F 증가 시 맥박 10회 증가

6 치료적 효과
(1) 진통
(2) 혈류 증가
(3) 진정

7 금기증
(1) 급성 염증, 외상
(2) 심장, 비뇨기, 호흡기 질환
(3) 심한 부종
(4) 악성 종양
(5) 순환장애 : 대류가 안 되어 열 축적
(6) 감각소실이나 둔한 경우

8 주의 사항
(1) 신경 손상
(2) 정신질환자
(3) 쇠약자
(4) 심장 질환
(5) 호흡기 질환
(6) 비뇨기 질환
(7) 혈관장애 (혈전증, 색전증)

9 피부 노화 (Aging of Skin)

- 노화 과정을 설명하는 이론 중 하나는 자유기 이론인데, 이것은 정상적인 세포 내 대사 과정에서 생산되는 자유기 (free radical)들이 점진적으로 세포 내에 축적되면서 세포 내 효소, 핵 등의 기능장애를 초래한다는 이론
- 또 하나는 아미노산의 점진적인 라셈화 (racemization) 과정으로 변질된 아미노산들이 기능장애를 초래한다는 이론

1 생연령성 노화 (Chronologic Aging)
(1) 피부 노화의 가장 가시적인 변화는 광학 현미경 상 표피와 진피 사이의 표기능선과 진피유두의 소실임.
(2) 노화된 피부의 진피에 있어서 가장 뚜렷한 변화는 위축 변화임.
(3) 표피에서의 비타민 D_3의 합성 기능이 떨어져 칼슘 조직에 이상이 초래되어 뼈연화증이 잘 초래되고, 피부 장벽의 기능 역시 저하되어 있음.

2 광노화 (Photoaging)
- 이 중 가장 중요한 요인은 자외선으로, 이러한 자외선에 의한 변화는 시간에 비례하여 누적됨.

10 피부 광물리학

1 피부에서의 광흡수

(1) 반사 (Reflection)
- 임상에서 자외선 치료를 실시할 때 금기증이 아닌 경우 미네랄오일이나 와세린 등을 바르고 조사하면 각질층이나 표피의 반사와 산란을 감소시켜 자외선의 투과량을 증가시킬 수 있음.

(2) 산란 (Scattering)
- 광선의 파장이 짧을수록 더 많은 산란을 일으키고 산란을 일으키는 피부 조직의 입자가 클수록 파장에 따른 영향이 작아짐.

(3) 흡수 (Absorption)
- 각 물질들은 자신들이 흡수하는 특정 대역의 흡수 파장(absorption spectrum)을 가지고 있으며, 흡수된 파장만이 광화학적 또는 광물리학적 작용을 나타내는데, 이것을 Grottus-Draper 법칙이라고 함.

(4) 투과 (Transmission)
- 피부의 각질층, 진피 등을 거치면서 반사 혹은 산란되지 않은 광선은 투과되어 파장에 따라 특정 조직에 흡수되어 광작용을 일으킴.

2 피부 크리모포어 (Skin Chromophore)
- 피부 크로모포어란 위에서 설명한 단백, 핵산 우로카닌산처럼 광선이 피부에 조사되었을 때 광선을 흡수하는 광민감물질(photosensitizer)을 말한다.
(1) 핵산 (Nucleic Acid)
(2) 단백 (Protein)
(3) 멜라닌 (Melanine)
(4) 스테로이드 (Steroid)
(5) 우로카닌산 (Urocanic Acid)

11 광선의 피부 흡수

- 광선의 피부 흡수 깊이는 일정 범위 내에서는 파장에 비례한다. 즉, 파장이 길면 길수록 심부에서 흡수되고 짧으면 짧을수록 표면에서 흡수된다.

단원정리문제

01 다음 중 빛의 특성으로 맞는 것은?

> 가. 적외선은 태양광선의 약 60%를 차지한다.
> 나. 반자극 효과에는 근적외선이 적합하다.
> 다. 전기나 다른 힘에 의해 생성시킬 수 있다.
> 라. 가시광선은 진피에서 대부분 흡수된다.

① 가, 나, 다   ② 가, 다   ③ 나, 라
④ 라   ⑤ 가, 나, 다, 라

단원정리문제 해설

▶ 가. 태양광선은 적외선(60%), 자외선(5%), 가시광선(35%)으로 구성되어 있다.

02 가시광선이 프리즘을 통과하면 일곱 가지 색으로 분광된다. 이 중 파장이 가장 길고 굴절각이 작은 것은?

① 빨강   ② 노랑   ③ 파랑
④ 초록   ⑤ 보라

▶ 자색으로 갈수록 파장이 짧으며, 굴절각이 크고, 적색으로 갈수록 파장이 길며, 굴절각이 작다.

03 다음 중 파장의 단위로 사용할 수 없는 것은?

① 나노미터 (nm)   ② 밀리미터 (㎜)
③ 센티미터 (㎝)   ④ 마이크로초 (㎲)
⑤ 옹스트롬 (Å)

▶ 1Å=0.1nm=10-10m=10-9cm

정답 : 1_① 2_① 3_④

04 적외선 치료 시 20cm 거리에서 치료 시간이 60초였다면 같은 등으로 40cm 거리에서 치료할 때 필요한 노출 시간은?

① 30초 ② 60초 ③ 120초
④ 240초 ⑤ 300초

▶ - 거리 제곱의 반비례 법칙으로 광선의 강도는 물체까지의 거리의 제곱에 반비례한다.
- 거리가 2배 늘어나면 같은 치료 효과를 얻기 위해서는 치료시간을 4배로 늘려야 한다.

05 코사인 법칙에 대한 설명으로 맞는 것은?

가. 광원과 환자의 이루는 각이 90°로 갈수록 효율은 커진다.
나. 광원과 환자의 이루는 각이 Cos 90°로 갈수록 효율은 작아진다.
다. 코사인 값이 0°일 때 효율이 가장 크다.
라. 흡수된 광선만이 광학적 효과를 가진다는 법칙이다.

① 가, 나, 다 ② 가, 다 ③ 나, 라
④ 라 ⑤ 가, 나, 다, 라

▶ - 광원과 환자의 표피가 이루는 각이 90°일 때 가장 효율이 높음.
- 코사인 각이 작을수록, 코사인 값이 클수록 효율은 커진다.
- 라는 Grottus-draper 법칙

06 피부의 기능에 대한 설명으로 맞는 것은?

가. Vitamin D 합성 나. 신체 보호
다. 감각기의 역할 라. 영양분 저장

① 가, 나, 다 ② 가, 다 ③ 나, 라
④ 라 ⑤ 가, 나, 다, 라

▶ 피부의 기능
- 신체 보호, 체온 조절, 배설 및 분비, Vitamin D 합성, 영양소 저장, 감각기의 역할

정답 : 4_④ 5_① 6_⑤

07 화씨 212°F를 섭씨 °C로 고친 값으로 맞는 것은?

① 90°C ② 95°C ③ 100°C
④ 105°C ⑤ 110°C

▶ °F = 9/5 × °C + 32
°C = 5/9 (°F-32)

08 다음 중 파장이 짧은 것부터 긴 순서대로 나열한 것은?

① 감마선 - 자외선 - 가시광선 - 적외선
② 감마선 - 가시광선 - 가시광선 - 자외선
③ 적외선 - 가시광선 - 감마선 - 자외선
④ 가시광선 - 적외선 - 감마선 - 자외선
⑤ 적외선 - 가시광선 - 자외선 - 감마선

▶ 감마선 < X-ray < 자외선 < 가시광선 < 적외선 < 극초단파 < 라디오파 < 전파

09 다음 중 맞게 설명한 것은?

가. 파장이 길수록 피부 침투가 깊다.
나. 적외선 치료 시 홍반 형태는 그물 형태이다.
다. 근위자외선의 파장은 2,900~3,900Å이다.
라. 가시광선의 침투 깊이는 10mm이다.

① 가, 나, 다 ② 가, 다 ③ 나, 라
④ 라 ⑤ 가, 나, 다, 라

▶ 가. 파장이 짧을수록 에너지는 높다.
나. 홍반 : 어두운 붉은색, 점과 그물모양
다. 근위 자외선의 파장은 290~390Å (2,900~3,900nm)이다.

정답 : 7_③ 8_① 9_①

10 절대 온도에 대한 설명으로 맞는 것은?

① 절대 온도 0°C이면 에너지가 유입된다.
② 분자의 운동이 멈춘 상태가 -273°C이다.
③ 100°C는 절대 온도로 273°K이다.
④ 절대 온도 0°K는 373°C이다.
⑤ 절대 온도 0°K 이상이면 근자외선이 발생한다.

▶ - 절대 온도 0°K = -273°C이며, 100°C는 절대 온도로 373°K이다.
- 원적외선은 모든 가열된 물체에서 방출되므로 절대 온도 0°K 이상에서 원적외선이 발생한다.

11 광선치료의 열전달 방법인 것은?

① 전도 ② 복사 ③ 굴절
④ 전환 ⑤ 대류

▶ - 전도 : 물체 사이에서 높은 곳에서 낮은 곳으로 전달되는 열
- 복사 : 중간 매체없이 열이 전달
- 전환 : 열 에너지가 다른 에너지로 변환
- 대류 : 액체나 기체에서의 밀도차로 인해 열이 전달

12 열치료에 관한 설명 중 맞는 것은?

① 전도, 복사, 굴절의 성질을 이용한다.
② 치료 효과는 5~10분 정도에서 나타난다.
③ 급성 외상에 효과적이다.
④ 진통과 진정 효과가 있다.
⑤ 혈압이 감소한다.

▶ - 열치료의 방법 : 전도열, 복사열, 대류열, 전환열
- 치료 효과는 15~20분 정도에서 나타난다.
- 열의 생리적인 효과 : 체온 상승, 신진대사 증진, 세동맥 확장, 말초혈관의 혈류 증가, 혈압의 증가
- 금기증 : 급성 염증, 급성 외상, 심한 부종, 악성 종양, 순환장애, 감각소실이 둔한 경우

정답 : 10_② 11_② 12_④

13 피부의 구조에 대한 설명으로 맞는 것은?

① 표피의 배열은 각질층, 투명층, 종자층, 과립층 순으로 되어 있다.
② 각질화 기전에 관여하는 층은 종자층이다.
③ 표피는 중층편평상피이다.
④ 멜라닌 색소에 관여하는 층은 각질층이다.
⑤ 가시광선이 가장 깊이 도달될 수 있는 피부층은 과립층이다.

14 신진대사에 관계된 법칙으로 맞는 것은?

① 그로투스-드래퍼 법칙 (Grothus-Draper's law)
② 스테판-볼츠만 법칙 (Stefan-Boltzmann's law)
③ 반트-호프 법칙 (Vant Hoff's law)
④ 빈의 법칙 (Wien's law)
⑤ 램버트의 법칙 (Lambert's law)

단원정리 문제 해설

▶ ① 표피의 배열은 각질층-투명층-과립층-종자층 순으로 되어 있다.
② 각질화 기전에 관여하는 층은 과립층이다.
④ 멜라닌 색소에 관여하는 층은 바닥층이다.
⑤ 가시광선이 가장 깊이 도달될 수 있는 피부층은 진피층이다.

▶ - 그로투스-드래퍼 법칙 : 흡수된 광선만이 광학적 효과를 가진다.
- 스테판-볼츠만 법칙 : 단위 표면적에서 단위 시간에 내는 에너지의 총량은 절대온도의 네제곱에 비례한다.
- 빈의 법칙 : 최대 파장은 절대 온도에 반비례한다.
- 램버트의 법칙 : 광원과 물체가 이루는 각도에 따라 강도가 다르다.

정답 : 13_③ 14_③

Chapter 01 광선치료의 개요 | 27

MEMO

Chapter 2

적외선치료

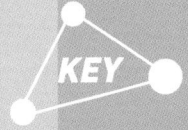

- 적외선의 일반적인 특성과 생리적 효과를 이해하며, 적외선의 치료적 효과와 임상적 치료 적용에 대한 원리를 이해합니다.
- 적외선의 발생과 치료 기구별 특징을 이해하여야 합니다.

꼭! 알아두기

1. 적외선은 절대 온도 (-273°C) 이상의 모든 물체에서 방출
2. 원적외선 (Far Infrared), 장파적외선, 빛을 내지 않는 등
   - 파장 : 1,500~15,000nm
   - 침투 깊이 : 0.5mm 정도의 상층에서 대부분 흡수 (근적외선에 비해 뜨겁게 느껴지는 이유)
3. 근적외선 (Near Infrared), 단파적외선, 빛을 내는 등, 파장 : 770~1,500nm
   - 침투 깊이 : 피부 조직의 5~10mm까지 침투, 고온 깊이 침투 (전 진피, 피하조직까지)
4. 베이커 (Baker) : 광범위한 부위에 적용, 내부의 온도는 110°F (43.3°C)를 유지
   - 열전달 방법 : 전도열이나 복사열
   - 파장 : 4,000~40,000Å
   - 침투 깊이 : 전구 수와 관계없이 일정, 강도가 변화
5. 등의 위치 (빛이 나는 등 : 약 18~20inch, 빛이 나지 않는 등 : 약 24~30inch)
6. 적외선의 적응증
7. 적외선의 금기증과 주의 사항

CHAPTER 02 적외선치료

1 적외선의 특징

1 개요

(1) 적외선은 열효과가 있으며, 복사열을 이용
(2) 적외선은 절대 온도(-273°C) 이상의 모든 물체에서 방출
(3) 물체에 흡수되면 열작용을 일으키기 때문에 열선이라고도 함.
(4) 적외선 등의 특징은 건열, 표면열, 복사열이다.
(5) 적외선은 빛을 내는 등과 빛을 내지 않는 등을 고안하여 사용
(6) 방출되는 복사선과 온도와의 관계 법칙
   - 스테판-볼쯔만의 법칙(Stefan-Boltzmann's law), 빈의 법칙(Wein's law)
(7) 물체에서 방출되는 적외선의 파장은 물체의 온도에 반비례
   ① 온도 ↑ ⇒ 파장 짧아짐.
   ② 온도 ↓ ⇒ 파장 길어짐.

2 적외선의 분류

원적외선 (Far Infrared)	• 장파적외선, 빛을 내지 않는 등 • 열을 가진 모든 물체로부터 방출되며, 특히 저온체에 의해서 방출 • 파장 : 1,500~15,000nm • 침투 깊이 : 0.5mm 정도의 상층에서 대부분 흡수(근적외선에 비해 뜨겁게 느껴지는 이유) • 특성 및 적용 : 저온 피부 약간 침투, 급성 염증, 감정불안정(어린아이, 노인, 정신불안정), Bell's palsy 등
근적외선 (Near Infrared)	• 단파적외선, 빛을 내는 등 • 모든 빛이 나는 물체에서 방출 • 파장 : 770~1,500nm • 침투 깊이 : 피부 조직의 5~10mm까지 침투 • 특성 및 적용 : 고온 깊이 침투(전 진피, 피하조직까지), 악성 관절 반대 자극에 의한 진통 효과, 혈관, 신경말단, 피하조직에 직접 영향, 만성 치료(Infrared-rays Therpy)

2 적외선치료 기구

- 적외선 열등의 발생원 : 텅스텐, 탄소 필라멘트, 적어도 250W이어야 함.
- 빛을 내지 않는 등 : 급성 염증이나 손상 직후 치료 시에 경미한 열을 위해 선택
- 빛을 내는 등 : 만성일 경우 강한 열에 의해 반대 자극을 얻기 위해 선택

1 근적외선등 (Near Infrared Lamp)

(1) 열등 (Heat Lamp)
  ① 빛이 나는 등 : 적외선 (근적외선 70%, 원적외선 24%), 가시광선 (4.8%), 자외선(1%) 방출
  ② 텅스텐과 필라멘트로 구성
  ③ 파장 : 7,000~10,000Å
  ④ 침투 가능 깊이 : 10~30mm, 평균 침투 깊이 : 5~10mm

(2) 베이커 (Baker)
  ① 광범위한 부위에 적용
  ② 두 개 또는 그 이상의 백열등을 반원형 용기에 장치한 것
  ③ 전력 : 25~60W로 고안, 전구 2~12개
  ④ 내부의 온도는 110℉ (43.3℃)를 유지, 비교적 안전하게 사용
  ⑤ 열전달 방법 : 전도열이나 복사열 (타월이나 seat를 덮기 때문)
  ⑥ 파장 : 4,000~40,000Å
  ⑦ 침투 깊이는 전구수와 관계없이 일정, 강도가 변화

(3) 전기광선욕
  ① 금속이나 나무로 만든 캐비닛 모양의 상자 벽면에 여러 개의 백열등을 장치
  ② 텅스텐 혹은 탄소필라멘트로 된 60W 백열등을 사용
  ③ 예열이 필요함.

(4) 석영적외선등
  - 전기에너지 115V를 사용

2 원적외선등 (Far Infrared Lamp)

(1) 포물선형 또는 반구형의 반사경 중심에 열 요소로 구성
(2) 예열 시간 : 5분~15분 정도 예열 필요
(3) 파장 : 15,000~150,000의 광선 배출 (40,000 배출이 가장 많이 사용)
(4) 장파 적외선(90%), 단파 적외선(10%)
(5) 출력 : 적은 것(500W), 큰 것(750~1,000W)
(6) 치료 : 얼굴신경 마비환자, 감정 불안자, 어린아이에게 적용

3 적외선의 생리적 효과

1 적외선의 침투와 흡수

(1) 그로투스-드래퍼 법칙 (Grottus-Draper's Law)
- 어떤 광선이 복사되었다 하더라도 흡수된 광선만이 광화학적 혹은 열적 효과를 나타내게 함.

(2) 람베르트의 코사인 법칙 (Lambert's Cosine Law)
- 적외선을 피부에 조사할 때 피부 표면과 적외선이 이루는 각도에 따라 효율이 달라지게 되는데, 이 때 코사인의 규칙을 따르게 됨. 등과 환자의 피부 표면이 이루는 각도가 Cos 0°(90°) 일 때 그 값이 1이 되고, Cos 60° 일 때 그 값이 1/2이 되고, Cos 90° 일 때 그 값은 0이 됨. 따라서 Cos 0° 일 때 효율이 가장 높음.

2 적외선이 인체에 미치는 효과

(1) 순환 증가
① 홍반 : 말초혈관의 능동적 혈관 수축과 동정맥 순환이 증진되어 발생
② 반상 : 적외선 복사의 반복 노출에 의한 영구적 색소침착
③ 태움 : 자외선 노출에 의해 살갗이 탄 것

광선	적외선		자외선	
	장파	단파	장파	단파
파장	1,500~15,000nm	770~1,500nm	390~290nm	290~180nm
홍반	형성 시기 : 즉시 출현 출현 상태 : 어두운 붉은 색, 점과 그물모양 지속 시간 : 한 시간 이내		형성 시간 : 잠복기 지난 몇 시간 이후 출현 출현 상태 : 밝은 붉은색, 분명한 경계가 있음 지속 시간 : 몇 시간~며칠	
색소 침착	얼룩 (mottle)		균일한 그을음 (homogenous tanning)	
내성	경우에 따라 발달		일정하게 증가	

(2) 신진대사의 증가
- 반트호프 법칙(Vant Hoff's law) : 온도가 10°C 상승 ⇒ 신진대사량 (산화량)이 2.5배 증가

(3) 백혈구의 증가
- 체온이 104°F ⇒ 백혈구의 운동이 최대

(4) 혈관 확장
- 축삭 반사 → 세동맥 확장 → 말초혈관 확장 → 일광성 홍반 → 반상

(5) 색소 침착
- 적외선의 과도한 조사에 의한 적혈구 파괴 → 건선

(6) 피부의 신경말단에 미치는 영향 (감각신경의 효과)
　① 경미한 열 : 진정 효과, 통증 감소
　② 강한 열 : 반대 자극의 원인 ⇒ 다른 부위에서 효과 (진통 효과)

(7) 근육이완이나 근육작용의 효율성 증가
　- 45℃ 이상

(8) 조직 파괴
　① 47℃(116.5℉) : 몇 분 내 조직 파괴
　② 45℃(113℉)의 표면 접촉으로 30분이 최대 안전 노출 한계

(9) 체온의 전신적 상승
　- 장시간, 넓은 부위 조사

(10) 혈압 강하

(11) 발한 증가
　- 땀샘의 활동성 증가 ⇒ 노폐물 제거 증가

(12) 전신적 효과 (전신적 순화)

(13) 조직 파괴
　① 열제거의 증가와 풍부한 발한
　② 순환 증진, 맥박 증가 : 체온이 1℉ 증가 ⇒ 약 10회 정도 증가
　③ 혈압 강하 : 혈관의 확장으로 말초혈관의 저항이 감소되고 혈압이 강하
　④ 호흡 증가
　⑤ 배설물 증가
　⑥ pH 변화
　⑦ 식균작용 증가 : 욕창 환자에게 적용

4 적외선 복사의 장·단점

1 적외선 복사의 장점

(1) 전도열에 비해 열침투가 깊고 비교적 넓은 부위도 치료 가능
(2) 치료 부위에 압력이 가해지지 않음.
(3) 치료 부위를 치료하면서 계속 관찰할 수 있음.
(4) 기계조작이 쉬움 (가정에서도 사용 가능).

2 적외선 복사의 단점

(1) 치료 부위가 건조
(2) 전구 파열 시 유리조각으로 인한 환자 손상의 위험
(3) 전환열에 비해 표면, 비교적 제한된 영역에서 효과

5 적외선의 임상적 적용

1 적응증

(1) 아급성 만성 외상, 염증
   - 타박상, 심근좌상, 외상성 윤활막염, 건초염, 부종, 염좌, 탈구, 골절, 절단, 섬유조직염, 무통성 궤양, 화상, 관절염
(2) 신경병증
   - 류마티스, 신경염, 신경통, Bell's palsy, 말초신경 손상
(3) 팔다리의 순환장애
   - 혈전 맥관염, 혈전성 정맥염, 폐색성 동맥내막염, 레이노드병
     *화상 주의(온도를 95°F 이내로 유지), 빛이 없는 등으로 치료
(4) 점막의 급성, 아급성 또는 만성 염증
   - 결막염, 코감기, 부비강염, 기관지염, 중이염, 코염
(5) 피부 질환
   - 욕창(빛을 내는 등으로 10~15분 정도 복사 → 욕창의 노폐물 건조), 피부 감염, 모낭염, 피부의 농양
(6) 운동 전 예열 효과
   - 신체검사, 마사지, 운동치료(운동마비 있는 환자), 전기 자극치료 전 가열

2 금기증 및 주의점

(1) 화상 (지각마비)
   - 감각이 둔하거나 손실된 환자, 순환장애가 있는 환자의 화상을 주의해야 함.
(2) 콩팥염
(3) 출혈
(4) 전기적 쇼크
(5) 두통
   - 열에 의해 땀을 많이 흘리거나 더운 날씨에 치료했을 때
(6) 변비
   - 땀에 의한 수분의 손실이 많을 경우
(7) 떨림
   - 과다한 복사에 의한 체온 상승 후 바로 바깥으로 나가면 오한 발생

(8) 어지러움
  - 과다한 복사에 의한 혈압 강하는 뇌의 혈압을 떨어뜨림.
(9) 안구 손상
  - 열복사를 눈에 할 경우 망막에 손상을 주고 백내장을 유발시킴.
(10) 통증
  - 적외선 복사 후 약 5초 안에 발생할 경우가 있음.
(11) 맥박
  - 100/분 이상, 불규칙 시 중단
(12) 기타
  - 열이 있거나 심부 종양, 출혈이 있거나 출혈성 부위, 몇 가지 심장병, 콩팥염, 악성 종양 등
    ∗점막 부위는 젖은 pad로 보호, 콘택트렌즈 제거, 치료 부위에 대한 환자의 감각도, 국소부종, 물집 형성, 심한 발적·궤양·박리 등에 주의

6 적외선의 치료기법

(1) 얼굴치료 시 눈이나 입술 등은 젖은 솜이나 거즈로 덮어주고 콘택트렌즈를 제거
(2) 등의 위치
  ① 빛이 나는 등 : 약 18~20inch
  ② 빛이 나지 않는 등 : 약 24~30inch
(3) 조사 강도
  - 등의 반사경은 치료 부위와 90°를 이루도록 함.
(4) 치료 시간
  - 보통 20~30분 정도로 함.

단원정리문제

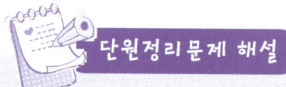

01 원적외선에 대한 설명으로 맞는 것은?

> 가. 파장은 1,500~15,000nm이다.
> 나. 빛을 내는 등이다.
> 다. 0.5mm 정도의 상층에서 대부분 흡수된다.
> 라. 최대 파장은 10,000Å이다.

① 가, 나, 다　　② 가, 다　　③ 나, 라
④ 라　　⑤ 가, 나, 다, 라

▶ 원적외선
- 장파 적외선, 빛을 내지 않는 등, 열을 가진 모든 물체로부터 방출, 1,500~15,000nm, 0.5mm 정도의 상층에서 대부분 흡수

02 단파적외선등에서 발생되는 1%의 자외선이 인체에 생리학적 영향을 주지 않는 이유는?

① 자외선 발생량이 극히 미량이기 때문이다.
② 자외선이 굴절되기 때문이다.
③ 자외선이 전구유리에 흡수되기 때문이다.
④ 자외선이 다른 파장과 혼합되어 사라지기 때문이다.
⑤ 자외선의 전반사 때문이다.

▶ 자외선이 전구유리에 흡수되므로 인체에 영향을 주지 않음.

03 발광형 적외선등과 관계 없는 것은?

① 근위 적외선이다.
② 7,700~15,000Å이다.
③ 모든 빛이 나는 물체에서 방출된다.
④ 5~10mm까지 침투한다.
⑤ 피부 상층에서 강하게 흡수한다.

▶ 단파적외선
- 근위적외선, 빛을 내는 등
- 모든 빛이 나는 물체에서 방출
- 7,700~15,000Å(최대 파장 10,000Å)
- 피부 조직의 5~10mm까지 침투

정답 : 1.② 2.③ 3.⑤

단원정리문제 해설

04 발광등의 특징에 대한 설명으로 맞는 것은?

> 가. 원위적외선이 방출된다.
> 나. 열감각을 더 느낀다.
> 다. 무광등보다 투과력이 약하다.
> 라. 단파 적외선이 방출된다.

① 가, 나, 다 ② 가, 다 ③ 나, 라
④ 라 ⑤ 가, 나, 다, 라

▶ 단파적외선
- 근위적외선, 빛을 내는 등, 모든 빛이 나는 물체에서 방출, 7,700~15,000Å(최대 파장 10,000Å), 피부 조직의 5~10mm까지 침투
- 나. 원적외선이 주로 흡수되는 상피층에 온각을 느끼는 신경말단이 많이 분포되어 있기 때문에 열감각을 더 느낀다.

05 적외선등의 특성으로 맞는 것은?

① 습열-표면열-전도열
② 건열-표면열-복사열
③ 습열-표면열-전도열
④ 건열-심부열-전도열
⑤ 습열-심부열-복사열

▶ 적외선등의 특징
- 건열, 표면열, 복사열 온습포 - 습열-표면열-전도열

06 다음 적외선에 대한 설명 중 맞는 것은?

① 원적외선은 단파적외선보다 파장이 낮다.
② 장파적외선은 모든 빛이 나는 물체에서 방출
③ 근적외선이 원적외선보다 굴절률이 작다.
④ 원적외선이 근적외선보다 피부 침투에 더 효과적이다.
⑤ 장파적외선이 단파적외선보다 더 뜨겁게 느껴진다.

▶ 단파적외선
- 근위 적외선, 빛을 내는 등, 모든 빛이 나는 물체에서 방출, 7,700~15,000Å (최대 파장 10,000Å), 피부 조직의 5~10mm까지 침투
▶ 원적외선
- 장파 적외선, 빛을 내지 않는 등, 열을 가진 모든 물체로부터 방출, 1,500~15,000nm, 0.5mm 정도의 상층에서 대부분 흡수(단파적외선보다 더 뜨겁게 느껴지는 이유)

정답 : 4_④ 5_② 6_⑤

07 적외선 복사의 장점으로 맞는 것은?

① 치료 부위를 계속 관찰할 수 있다.
② 비타민이 생성된다.
③ 대내성 효과가 있다.
④ 살균작용을 한다.
⑤ 열침투가 깊고 국소적인 치료만 가능하다.

08 적외선 복사의 효과로 맞지 않는 것은?

① 표층 가열 효과가 크다.
② 치료 부위에 압력이 가해지지 않는다.
③ 피부의 자극 효과가 적다.
④ 화학적 효과가 크다.
⑤ 통증 조절 효과가 크다.

09 주로 가정 치료용으로 사용되는 적외선등은?

① 탄소방전등   ② 냉형석영수은등
③ 형광관   ④ 크로마이어등
⑤ 태양광선등

10 치료 전에 예비 가열이 꼭 필요한 치료등은?

① 열등   ② 베이커
③ 석영적외선등   ④ 전기광선욕
⑤ TDP등

▶ **단원정리 문제 해설**

▶ 적외선 장점
- 열침투가 깊고 비교적 넓은 부위 치료가 가능, 치료 부위에 압력이 가해지지 않음, 기계 조작이 쉬움, 가정에서 사용 가능
- 비타민 생성과 대내성 효과는 자외선 복사의 장점이다.

▶ 화학적 효과가 큰 것은 자외선의 효과

▶ 태양광선등은 가정에서 치료하기에 적합하도록 고안되었다

▶ 전기광선욕
- 금속이나 나무로 된 캐비닛 속에 여러 개의 백열등 장치, 발한 효과, 예열 필요 (5분 정도), 빛이 발생하는 근적외선 등

정답 : 7_① 8_④ 9_⑤ 10_④

11 다음 중 빛이 나지 않는 등으로 치료하는 것으로 맞는 것은?

가. 얼굴신경 마비	나. 만성 관절염
다. 감정 불안자	라. 건초염

① 가, 나, 다 ② 가, 다 ③ 나, 라
④ 라 ⑤ 가, 나, 다, 라

▶ 원적외선 등
- 치료 : 얼굴신경, 마비환자, 감정불안자, 어린아이

12 베이커에 대한 설명으로 맞는 것은?

① 국소적 부위에 적용된다.
② 전도열이나 복사열에 의해 열이 전달된다.
③ 예열시간이 필요하다.
④ 침투 깊이는 전구 수에 따라 변화된다.
⑤ 한 개 이상의 백열등을 반원형 용기에 장치한 것이다.

▶ 두 개 또는 그 이상의 백열등을 반원형 용기에 장치한 것, 전력 : 각각의 25~60W용 전구 2~12개로 치료 강도의 조절, 110°F(43.3℃) 유지, 전도열이나 복사열(타월, seat로 덮기 때문에), 침투 깊이는 전구 수와 관계없이 일정, 강도는 변화됨.

13 적외선에서의 홍반 형성에 관한 설명으로 맞는 것은?

① 적외선에 노출된 몇 시간 후에 나타난다.
② 밝은 붉은색으로 출현된다.
③ 색소가 얼룩무늬로 침착된다.
④ 지속 시간은 몇 시간에서 며칠 동안 지속된다.
⑤ 경계가 뚜렷하게 보인다.

▶ 아래 해설 참조

해설

광선	적외선	자외선
홍반	• 형성 시기 : 즉시 출현 • 출현 상태 : 어두운 붉은색, 점과 그물모양 • 지속 시간 : 한 시간 이내	• 형성 시간 : 잠복기 지난 몇 시간 이후 출현 • 출현 상태 : 밝은 붉은색, 분명한 경계가 있음 • 지속 시간 : 몇 시간~며칠
색소 침착	얼룩	균일한 그을음
내성	경우에 따라 발달	일정하게 증가

정답 : 11_② 12_② 13_③

14 적외선의 생리적 효과로 맞지 않는 것은?

① 색소 침착
② 혈관 확장
③ 신진대사 증진
④ 진정 효과
⑤ 에조필락시 효과

15 적외선 조사에 의한 색소 침착의 결과는?

> 가. 홍반 형성이 즉시 생긴다.
> 나. 내성이 일정하게 증가한다.
> 다. 점과 그물모양으로 나타난다.
> 라. 몇 시간~며칠 동안 홍반이 지속된다.

① 가, 나, 다   ② 가, 다   ③ 나, 라
④ 라   ⑤ 가, 나, 다, 라

16 다음 중 적외선 복사의 생리적 효과로 맞는 것은?

① 혈관 위축   ② 신진대사 감소
③ 식균 작용   ④ 근육의 수축
⑤ 색소 침착

단원정리 문제 해설

▶ 에조필락시
- 자외선 효과 → 인체의 감염에 대한 저항을 증가시키는 효과, 특히 UVA광선의 전신조사를 받았을 때 현저히 나타나고, 세망내피시스템을 자극함으로써 세포의 식균 및 항체 생성작용이 강화된 결과임.

▶ 적외선
- 홍반 형성이 즉시 나타나며, 어두운 붉은색으로 점과 그물모양이다. 한 시간 이내 사라지며, 색소 침착이 얼룩하게 되며, 경우에 따라 내성이 발달된다.

▶ 적외선의 치료 효과
- 혈관 확장(충혈), 신진대사 증가, 색소 침착, 진통작용, 근육의 이완, 체온 상승, 혈압 강하, 식균작용, 발한, 콩팥을 통한 배설물 증가

정답 : 14_⑤ 15_② 16_⑤

17 적외선 조사에 의한 색소 침착의 결과로 맞는 것은?

> 가. 밝은 붉은색으로 조사된 부위의 경계가 뚜렷하다.
> 나. 혈행성에 의한다.
> 다. 태움이 결과이다.
> 라. 얼룩의 형태로 나타난다.

① 가, 나, 다　　② 가, 다　　③ 나, 라
④ 라　　　　　⑤ 가, 나, 다, 라

18 적외선 치료가 가능한 환자로 맞는 것은?

① 출혈 부위　　② 악성 종양　　③ 심부 농양
④ 심장병　　　⑤ 류마티스

19 적외선 조사 시의 주의 사항으로 맞지 않는 것은?

① 화상
② 조사 부위의 충혈 반응
③ 현기증
④ 두통
⑤ 혈행장애 부위의 괴저

▶ 단원정리 문제 해설

▶ 적외선
- 홍반 형성이 즉시 나타나며, 어두운 붉은색으로 점과 그물모양이다. 한 시간 이내 사라지며, 색소 침착이 얼룩하게 되며, 경우에 따라 내성이 발달된다.

▶ 적외선 치료의 금기증
- 열이 있거나 심부 종양, 출혈이 있거나 출혈성 부위, 심장병, 콩팥염, 악성 종양 등 피부이식 직후

▶ 적외선 치료의 주의점 & 금기증
- 화상, 콩팥염, 출혈, 전기적 쇼크, 두통, 변비, 떨림, 눈의 손상, 통증, 열이 있거나 심부 종양, 출혈이 있거나 출혈성 부위, 심장병, 콩팥염, 악성 종양 등
- 충혈은 적외선 치료의 홍반 반응의 원인이다.

정답 : 17_④　18_⑤　19_②

Chapter 02 적외선치료

20 다음 중 적외선의 적응증으로 맞는 것은?

① 관절염　　② 두통　　③ 변비
④ 화상　　　⑤ 콩팥염

▶ 관절염, 류마티스, 콩팥염, 신경통, 팔다리의 순환장애, 욕창, 피부 감염, 모낭염, 피부의 농양, 신체검사 등

21 다음 중 적외선 치료의 금기증인 것은?

① 욕창　　　② 감각 손실환자　　③ 류마티스
④ 뼈관절염　⑤ 신경통

▶ 금기증
- 화상(지각마비), 콩팥염, 출혈, 전기적 쇼크, 두통, 변비, 떨림, 어지러움, 안구 손상, 통증

22 적외선 치료를 중단해야 할 경우로 맞는 것은?

가. 치료 부위의 발적
나. 통증이나 부종의 증가
다. 두통 및 오심
라. 실신 및 현기증

① 가, 나, 다　　② 가, 다　　③ 나, 라
④ 라　　　　　⑤ 가, 나, 다, 라

▶ 화상, 콩팥염, 출혈, 전기적 쇼크, 두통, 변비, 떨림, 눈의 손상, 통증, 열이 있거나 심부 종양, 출혈이 있거나 출혈성 부위, 심장병, 악성 종양 등

23 적외선 치료 시 일반적인 치료 시간으로 맞는 것은?

① 2~3분　　　② 5~10분　　③ 10~15분
④ 15~30분　　⑤ 30분 이상

▶ 치료 시간은 약 15~30분이며, 치료 시간 중에는 환자를 자주 점검해야 한다.

정답 : 20_① 21_② 22_⑤ 23_④

24 적외선 치료 중 틀린 것은?

① 순환장애 부위는 주의해야 한다.
② 생리적 효과는 순환 증가, 진정 효과를 포함한다.
③ 강도를 감소시키기 위해서 피부와 광원 간의 거리를 감소시킨다.
④ 빛이 나는 등은 치료 부위와 18~20inch 정도 거리를 둔다.
⑤ 얼굴 치료 시 눈, 입술은 특히 주의해야 한다.

25 적외선 치료 시 오일이나 크림을 바르면 안 되는 이유는?

① 혈액의 순환이 감소되기 때문이다.
② 땀 증발이 안되어 열이 농축되기 때문이다.
③ 피부의 과민성 때문이다.
④ 열의 침투가 안되기 때문이다.
⑤ 통증이 유발되기 때문이다.

26 다음 중 열등의 치료 거리로 맞는 것은?

① 18~20inch ② 24~30inch
③ 18~20cm   ④ 24~30cm
⑤ 30~50cm

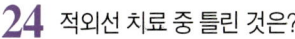 단원정리문제 해설

▶ 거리 제곱의 반비례 법칙
- 물체와의 거리가 가까워질수록 강도는 증가함 (물체까지의 거리의 제곱에 광선의 강도는 반비례한다.)

▶ 피부가 가열되면서 땀의 배출을 통해 피부의 온도를 조절하는데 오일이나 크림을 바르게 되면 땀의 배출을 막아 화상의 위험이 있게 된다.

▶ 환자와 등과의 거리
- 빛이 나는 등 → 약 18~20inch
- 빛이 나지 않는 등 → 약 24~30inch

정답 : 24_③ 25_② 26_①

MEMO

Chapter 3

자외선치료

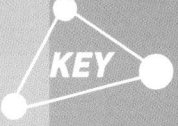

- 자외선의 치료적 효과와 임상적 치료를 이해하며, 자외선의 발생과 치료 기구별 특징을 이해하여야 합니다.
- 적외선과 자외선을 특징을 비교하여 공부하는 것이 효과적입니다.

꼭! 알아두기

1. 자외선의 특징 (색소침착, 살균효과, 홍반형성, 신진대사 효과, 비타민 D 형성, 강장 효과)
2. UVA (315~400nm), UVB(280~315nm), UVC(280nm 이하)
3. 자외선 파장별 효과
4. 자외선치료기구 (탄소방전등, 수은증기등, 형광관으로 구분, 특징)
5. 자외선 적응증
6. 자외선 금기증 및 주의 사항
7. 자외선 치료용량 결정 방법

CHAPTER 03 자외선치료

1 자외선의 특징

1 개요
(1) 자외선은 색소 침착, 살균 효과, 홍반 형성, 신진대사 효과, 비타민 D 형성, 강장 효과가 있다.
(2) 자외선 파장은 136~3,900Å
(3) 치료에 이용되는 파장은 1,800~3,900Å(180~390nm)

2 자외선의 분류
(1) 종래
- 원위 자외선과 근위 자외선으로 분류

(2) 최근
- UVA(320~400nm), UVB(290~320nm), UVC(290nm 이하)로 분류

구어	신어	파장(nm)	파장 대역	기능별	에너지		작용
Near UV	UVA	320~400	longwave	흑광	낮음	유익한 광화학작용	면역력 강화
	UVB	290~320	middlewave	일광화상	중증도		강한 색소 침착
							Vit. D 합성
Far UV	UVC	200~290	shortwave	살균	높음	유해한 광화학작용	살균작용

2 자외선의 생리적 효과

	파장	효과
자외선 파장별 효과	340nm	탄닌 효과 최대 → 피부암 우려
	320nm	비타민 D_3 생성 (283~320nm)
	290nm(↑)	유생광선 : 조직 파괴 등 생명에 해롭게 반응 (강장, 대내성 효과)
	283nm	항 구룻병 효과 (240~300nm)
	270nm	히스티딘 → 히스타민 생성 (240~340nm) 2,652Å 살균 효과, 최대 2,537Å 90%의 살균 효과
	240nm~320nm	홍반 형성 (2~8시간 노출 시)

파장(nm)	침투 깊이(mm)	효과
200~290	0.01~0.1 (표피 표층)	광화학적 효과, 반자극 효과
290~320	0.1~1 (표피 심층)	광화학적 효과, 반자극 효과
320~390	1~2	광화학적 효과, 반자극 효과
390~760	1~10	열작용, 신경 진정 및 반자극 효과
760~1,500	10~1	열작용, 신경 진정 및 반자극 효과
1,500~15,000	1~0.05	열작용, 신경 진정 및 반자극 효과

(1) 홍반 효과

① 열에 의해 혈관 확장으로 피부가 붉어지는 상태

   a. 자외선 조사 시 최초로 나타나는 효과

   b. UVB에서 가장 현저하게 발생

② 2,500Å 부근의 광선 : 표피의 상층에서 흡수

   - 2,970Å 부근의 광선 : 표피의 심층에서 흡수

③ 2,400Å 이하와 3,300Å 이상의 파장에서는 홍반 효과를 기대하기 어려움.

④ 자외선에 의한 홍반은 간접적인 화학적 작용에 의한 것임.

   ＊적외선에 의한 홍반은 혈관에 직접작용에 의해 발생

(2) 색소 침착

① 피부암에 대한 방어로써 작용

② 피부가 검게 그을리는 것으로 멜라닌의 축적에 의함.

   - 2,800~3,300Å의 광선 : 표피층 심부(기저세포 층)에서 흡수되어 색소 침착

③ 2,500Å의 광선은 홍반을 일으키나 색소 침착은 일어나지 않음.

④ 탄닌 효과(피부가 탱탱) : 3,000~4,400Å, 3,400Å에서 가장 강함.

(3) 비타민 D_3의 형성

  - Ca 및 P의 대사에 필수적이므로 결핍 시 구룻병이 발병할 수 있음.

    • 반응이 최대로 나타나는 파장 : 2,830Å

(4) 살균 효과

① 2,652Å : 최고의 살균 효과

② 무생광선이라 불리는 UVC에서 가장 강함.

   - 2,900Å 이하 파장 (무생광선) : 조직 파괴 등 생명에 해롭게 반응함.

   - 2,900Å 이상 파장 (유생광선) : 강장 효과 등 생명에 이롭게 함.

(5) 강장 효과

  - 자외선 전신 노출 시 식욕, 수면 증진, 신경성 혹은 자극성의 감소

(6) 반자극에 의한 진통 효과

① 3도 홍반 용량 적용 : 만성 염증 부위, 외상 후 부작용 치료

② 2도 홍반 용량 적용 : 넓은 부위

(7) 피부암
- 2,800~3,400Å의 광선을 오랫동안 복사할 때

(8) 대내성 효과
- 감염에 대한 체내의 저항이 증가(에조필락시 효과)

3 자외선치료 기구

- 탄소방전등, 수은증기등, 형광관으로 구분하며, 가장 많이 사용되는 것은 수은증기등

(1) 탄소방전등
① 근자외선~적외선 (태양광선과 아주 흡사한 대역의 파장)
② 자외선은 주로 UVA와 UVB가 많이 발생됨.
③ 두 개의 탄소막대 또는 전극으로 구성됨.
④ 중심부의 온도는 약 6,000℃
⑤ 장점 : 예열 시간이 필요 없음. 같은 시간에 많은 환자를 치료할 수 있음. 국소 부위에 집중적으로 치료함.
⑥ 단점 : 불꽃이 나며 소리가 남. 불쾌한 연기나 냄새가 남(실내환기가 필요). 전류의 소모량이 많음. 탄소봉을 갈아야 함. 열 금기증 환자는 적응이 안 됨. 치료 중 오존이 발생

(2) 수은증기방전등
① 압력 또는 열 발생에 따라 구분
  a. 고압(1~10기압) : 열형 석영수은등
  b. 중압(0.1기압) : 중온수은등
  c. 저압(0.001기압) : 냉형 석영수은등
② 치료 용도에 따라 구분 : 열형 석영수은, 크로마이어등, 공랭식 크로마이어등, 냉형 석영수은등, 태양광선등

크로마이어등	• 공냉과 수냉으로 구분 : 치료 부위 화상 입히지 않고 밀착 적용이 가능 • 코, 입, 목구멍과 같은 국소 부위 치료용 • 예열 시간이 5분 정도 소요 • 공랭식 크로마이어등은 수냉식 크로마이어등과 동일하나 크기가 작고 총 모양으로 된 금속으로 둘러싸여 있음 • 수냉식보다 조금 무거움 • 전체 방출 광선 : 가시광선(40%), 자외선(60%) *자외선의 대부분은 단파자외선
태양광선등	• 자외선을 잘 통과시키는 유리로 되어 있음 • 가정에서 치료하기에 적합

냉형 석영수은등	• 0.1기압 이하의 낮은 압력 → 자외선 방출 • 공냉식으로 좁은 석영관으로 되어 있으며, 네온 가스와 수은으로 차 있음 • 원위 자외선(2,537Å의 파장을 95% 정도 방출)으로 살균을 목적으로 이용(수술실) • 국소 부위 치료가 가능하며, 공기를 소독할 목적으로 이용 가능함 • 표피의 침투력이 충분하여 색소 침착이나 물집이 형성되지 않으면서 홍반 반응을 일으킴 • 크로마이어등과 비교 : 광선의 출력이 크로마이어등의 약 80% 이하, 같은 효과를 얻기 위해서는 더 많은 시간 노출
열형 석영수은등	• 1~300기압의 고압관 내부의 온도가 500~1,000℃ • 수은과 약간의 아르곤 가스가 들어 있는 고압 석영수은등(석영을 발생관으로 사용하는 이유는 자외선을 잘 통과시키고, 고압과 고온이 발생되는 고압수은등의 특성상 석영의 녹는 점이 높기 때문) • 국소 부위를 위해서는 크로마이어등, 그룹 치료를 위해서는 센트로솔등이 고안 • 적외선(52%), 자외선(28%), 가시광선(20%) 방출

(3) 형광관

① 일종의 저압 수은등
② 500시간 정도가 지나면 강도가 70~80% 정도로 떨어짐, 비교적 긴 수명을 가지고 있음.
③ 가스를 사용하지 않기 때문에 폭발의 위험이 없음.
④ 열의 발생이 적음.
⑤ 작동 즉시 자외선이 방출(UVC는 나오지 않음.)
⑥ 조사 면적이 넓고 다양함(건선 등의 전신성 피부 질환에 이용됨.).
⑦ 비교적 경제적
⑧ 필립관은 그룹 치료에 이용

(4) PUVA

① 감광제로 소랄렌을 복용한 후 UVA 광선을 복사시키는 자외선 치료
② 자외선 복사기, 암 치료용으로 이용

4 자외선 적응증 및 금기증

금기증	• 결막염 : 자외선에 가장 예민 • 폐결핵 : 활동성, 기관지선염 • 갑상샘 과다증 : 안구돌출증 • 과다 용량, 전기 쇼크, 화상, 오한, 당뇨병, 급성 및 만성 콩팥염, 홍반성 낭창, 색소성 건피증, pallagra(입술 주위의 물집), 단순성 대상포진, 급성 습진, 주근깨, 근위축, 각질층, 일광성 홍반, 급성기 피부병, 심한 가려움증, 동맥경화증, 괴혈병, 심근병 • 허약 체질, 영양 부족, 고열, 혈당증, 심부방사선 치료 후 3개월

적응증		강장 효과	불면증, 소아호흡기 질환, 식욕부진, 히스테리, 신경성 질병, 만성 기관지염, 기관지 천식, 감기, 신생아 황달
		결핵	폐결핵 제외, 뼈·관절 결핵
		구룻병 및 칼슘 부족 질환	소아강직, 뼈연화증, 칼슘 대사 관련
		공기 소독	냉형 석영수은등, 2.537Å 광선 방출 : 살균
	피부병	좌창(여드름)	궤커만 기술 MED 또는 2도 홍반 용량
		건선	궤커만 기술 PUVA : 박리 → 호전 증후
		종기	SWD로 순환 증진
		만성 궤양, 피부 궤양, 욕창	2도 매일, 냉형 석영수은등 이용 : 살균 효과 증진 2.357Å
		동상	최소 홍반 반응, 여러 번
		대상포진	2도 홍반 용량을 적용
		심상성 낭창	탄소방전등 사용
		피부 상처	감염 : UVB, 비감염 : UVA
		절단	전신 : MED or 2도 국소 : 3~4도, 크로마이어등 강장 효과
	류마티스성		국소 치료 : 반자극, 통증 감소, 크로마이어등
위험 및 주의점			• 결막염 : 특수안경 사용 • 자외선에 가장 예민 : 눈(결막) • 백내장, 전기 쇼크, 화상, 오한, 광감각, 과다 용량, 심한발작, 통증, 뜨거운 느낌 궤양, 물집, 부종, 박리

5 자외선의 치료기법

1 일반 관리

(1) 특수안경 착용 : 자외선으로부터 눈 보호
(2) 공기는 따뜻하고 신선하게 유지
(3) 치료 부위를 노출시키고 일반적으로 비스듬히 눕힘.

2 용량 결정 방법

(1) 용량 결정의 기본 인자 → 노출 시간, 등과 환자와의 거리(30inch)
(2) 병원용 수술등(열형 석영수은등)을 이용한 최소 홍반 용량 검사법

분류	첫째 구멍	둘째 구멍	셋째 구멍	넷째 구멍	마지막 구멍
구멍 크기 : 2×2cm	5				
	10	5			
위치 : 아래팔, 배	15	10	5		
	20	15	10	5	
	35	30	25	20	15
최장 노출 시간	35초	30초	25초	20초	15초

* 이와 같은 방법으로 자외선을 노출시킨 후 다음날 아침에 어느 구멍에서 최소 홍반이 나타났는가를 확인하여 최소 홍반이 나타난 구멍의 시간이 곧 최소 홍반량이 됨.

3 치료 용량

(1) 최소 홍반량 : 자외선 처방에서 양을 결정하는 단위가 되는 것
(2) 두 번째 용량 발생 : 최소 홍반량 × 2.5
(3) 세 번째 용량 발생 : 최소 홍반량 × 5
(4) 네 번째 용량 발생 : 최소 홍반량 × 10

* 용량 = (알고있는 시간/알고있는 용량 비율) × 알려고 하는 용량 비율

4 홍반 용량과 치료

(1) 1도 홍반 : 최소 홍반, 강장 효과, 약한 발적
(2) 2도 홍반 : 경미한 그을림, 약간의 색소 침착이 남으며, 가려움증도 발생됨.
(3) 3도 홍반 : 반자극 효과, 국소 치료에 주로 처방, 약간의 부종이 나타남. 색소 침착이 남고 뜨거운 느낌과 궤양이 생김.
(4) 4도 홍반 : 조직 파괴, 수포, 물집 발생 국소 부위에 접촉시키거나 가까운 거리에 짧은 시간 적용

등급	1도 홍반 용량	2도 홍반 용량	3도 홍반 용량	4도 홍반 용량
반응	최소 홍반 (MED) 치료량을 결정	태양에 그을린 반응 약간 발리, 색소 침착	반대 자극 용량	파괴 용량
출혈 시간	6~8시간	4~6시간	2~4시간	2시간 내
시각 반응	mild red	moderate red 박리 (1~2주)	marked red 부종, 색소 침착, 궤양	intense red 물집, 괴사
지속 시간	24~36시간 (12시간이 최고)	2~3일	3~7일	1주~1주 이상

등급	1도 홍반 용량	2도 홍반 용량	3도 홍반 용량	4도 홍반 용량
치료	홍반하 용량 (SED) 치료량이 될 수 없음 전신 치료, 검사	전신이나 국소 치료 가려움증이 발생 전신	국소 치료에 주로 처방되는 용량으로 궤양 치료	살균 효과, 국소 부위에 접촉 or 가까운 거리에서 치료하여 짧은 시간 동안 적용
적응증	구룻병, 동상, 욕창, 불면증, 히스테리아, 기관지 천식, 좌창	좌창(여드름), 대상포진, 만성 궤양, 피부 궤양, 류마티스, 종기, 부스럼, 옹	류마티스, 종기, 부스럼, 옴	

5 PUVA 치료기법과 궤커만 치료기법

(1) Goeckerman technique
  ① 건선이 있는 곳에 콜탈 연고를 저녁에 두껍게 바른다.
  ② 다음날 자외선치료하기 전에 올리브 기름으로 연고를 닦아낸다.
  ③ 닦아낸 즉시 자외선을 쬔다.
  ④ 자외선 노출 후 목욕을 한다.
  ⑤ PUVA : 건선치료, 박리가 있으면 호전의 징후이다.

(2) PUVA
  ① 감광제로 소랄렌을 복용 한 후 UVA 광선을 복사시키는 자외선치료
  ② 자외선 복사기, 암 치료용으로 이용

6 홍반 형성 비

광선	적외선		자외선	
	장파 (원위)	단파 (근위)	장파 (근위)	단파 (원위)
파장	1,500~15,000nm	770~1,500nm	390~290nm	290~180nm
홍반	형성 시기 : 즉시 출현 출현 상태 : 어두운 붉은색, 점과 그물모양 지속 시간 : 한 시간 이내		형성 시간 : 잠복기 지난 몇 시간 이후 출현 출현 상태 : 밝은 붉은색, 분명한 경계 지속 시간 : 몇 시간~며칠	
색소 침착	얼룩 (mottle)		균일한 그을음 (homogenous tanning)	
내성	경우에 따라 발달		일정하게 증가	

단원정리문제

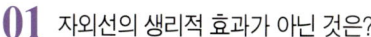

01 자외선의 생리적 효과가 아닌 것은?

① 강장 효과   ② 반자극 효과
③ 색소 침착   ④ 심부 가열 효과
⑤ 홍반

02 다음 중 치료 목적을 위한 자외선 치료의 파장은?

① 136~1,800Å   ② 1,800~2,400Å
③ 1,800~3,900Å   ④ 2,400~3,200Å
⑤ 3,200Å 이상

03 다음 중 근자외선(UVA)의 파장은?

① 136~180nm   ② 180~390nm
③ 280~315nm   ④ 315~400nm
⑤ 400~690nm

04 근자외선(UVA)의 침투 깊이는?

① 0.01~0.1mm   ② 0.1~1mm
③ 0.05~1mm   ④ 1~10mm
⑤ 5~10mm

단원정리문제 해설

▶ 심부 가열은 적외선 치료의 효과

▶ 자외선의 전자장에 의한 분류
 - 136~3,900Å
 - 치료에 이용되는 파장 : 1,800~3,900Å
 - 원위 자외선 : 1,800~2,900Å
 - 근위 자외선 : 2,900~3,900Å
 - UVA : 315~400nm
 - UVB : 280~315nm
 - UVC : 280nm 이하

▶ - UVA : 315~400nm
 - UVB : 280~315 nm
 - UVC : 280nm 이하

▶ - 원위 자외선 : 표면 0.01~0.1mm
 - 근위자외선 : 표면 0.1~1mm
 - 가시광선 : 심부 1~10mm
 - 근위적외선 : 심부 1~10mm
 - 원위적외선 : 표면 0.05~1mm

정답 : 1_④ 2_③ 3_④ 4_②

05 수은증기 방전등의 종류 중 살균용으로 주로 사용되는 것은?

① 열형 석영수은등　② 크로마이어등
③ 냉형 석영수은등　④ 태양광선등
⑤ 형광관

06 탄소방전등에 관한 설명으로 맞는 것은?

① 중심부의 온도는 약 500~1,000℃에 이른다.
② 방출되는 광선의 전체 파장은 380~810Å이다.
③ 열 금기증 환자에게 적용이 가능하다.
④ 자외선을 이용하여 치료한다.
⑤ 치료 중 오존이 생성될 수 있다.

07 수냉식 자외선 치료기로 맞는 것은?

① 크로마이어등　② 냉형 석영수은등
③ 전기광선욕　④ 탄소방전등
⑤ 베이커

08 그룹 치료에 사용되는 자외선 등으로 맞는 것은?

① 열형 석영수은등　② 센트로솔등
③ PUVA　④ 냉형 석영수은등
⑤ 크로마이어등

▶ 냉형 석영수은등
- 원위자외선으로 살균을 목적으로 이용, 국소 부위 치료가 가능하며, 공기를 소독할 목적으로 이용

▶ 탄소방전등
- 태양 빛에 가장 가까운 복사 에너지를 만드는 등(근자외선~적외선), 380~810nm의 파장 방출, 중심부의 온도는 5,600℃(약 6,000℃), 자외선과 열 치료를 동시에 할 수 있음.
- 단점은 불꽃·번쩍거림, 좋지 못한 향기, 오존 발생, 화상 우려

▶ 크로마이어등, 냉형 석영수은등, 탄소방전등 : 공랭식 자외선 치료기
▶ 전기 광선욕, 베이커 : 적외선 치료기

▶ 센트로솔등
- 열혈 석영수은등에 속함. 그룹 치료, 넓은 부위
▶ 크로마이어등
- 국소 부위 치료
▶ PUVA
- 암 치료

정답 : 5_③ 6_⑤ 7_① 8_②

09 열형 석영수은등의 방출 광선의 백분율로 맞는 것은?

① 적외선 20% – 가시광선 28% – 자외선 52%
② 적외선 20% – 가시광선 52% – 자외선 28%
③ 적외선 28% – 가시광선 20% – 자외선 52%
④ 적외선 52% – 가시광선 20% – 자외선 28%
⑤ 적외선 52% – 가시광선 28% – 자외선 20%

▶ - 적외선 (7,700~20,000 Å) : 52%
- 자외선 (1,890~3,900 Å) : 28%
- 가시광선 (3,900~7,700 Å) : 20%

10 냉형 석영수은등에 대한 설명으로 맞지 않는 것은?

① 색소 침착을 일으키지 않고 치료가 가능하다.
② 센트로솔등은 집단 치료용이다.
③ 공기를 소독할 목적으로 사용이 가능하다.
④ 표피의 침투력이 좋다.
⑤ 물집 형성없이 홍반을 일으킨다.

▶ 센트로솔등은 열형 석영수은등임.

11 건선치료 목적으로 사용하는 자외선등은?

① 센트로솔등　　② 탄소방전등
③ 필립관　　　　④ 냉형 석영수은등
⑤ 크로마이어등

▶ 형광관
 - 필립관(건선치료, 그룹치료용)
▶ 열혈석영수은등
 - 센트로솔등 (그룹 치료용), PUVA : 암치료
▶ 냉형 석영수은등
 - 국소 치료용, 살균용
▶ 크로마이어등
 - 국소치료용

12 U자형의 수은증기 연소기 (burner)가 있으며, 국소 장치 (applicator)를 사용하여 동이나 강을 치료하기에 적합한 자외선등으로 맞는 것은?

① 센트로솔등　　② 탄소방전등
③ 형광관　　　　④ 크로마이어등
⑤ 냉형 석영수은등

▶ 크로마이어등
 - 공냉과 수냉으로 구분 (화상없이 치료 부위에 밀착 적용이 가능), 국소 부위에 치료용 (applicator를 사용하여 동이나 강을 치료, 연소기 (수냉식 고압 전자 방출관·아르곤 가스 & 수은·두 개의 석영창), 적외선 (40%)·자외선 (60%) 방출, 버너와 맨밖의 창과의 거리는 25mm, 방호용 캡 사용 시 필터의 종류는 운모 (mica)

정답 : 9_④　10_②　11_③　12_④

13 치료 부위에 밀착 적용이 가능하며, 코, 입, 목구멍같은 국소 부위 치료에 적합한 자외선등과 밀착 적용을 하였을 때 피부와 연소기의 실제 거리로 맞는 것은?

① 크로마이어등 – 0mm
② 크로마이어등 – 15mm
③ 크로마이어등 – 25mm
④ 냉형 석영수은등 – 15mm
⑤ 냉형 석영수은등 – 25mm

14 유리가 자외선등을 제조하는데 사용되지 않는 이유로 맞는 것은?

① 3,200Å 이하의 파장을 흡수해버리기 때문이다.
② 3,200Å 이상의 파장을 흡수해버리기 때문이다.
③ 3,200Å 이하의 파장을 통과시켜버리기 때문이다.
④ 자외선을 파괴하기 때문이다.
⑤ 열에 대한 내구성이 좋기 때문이다.

15 자외선 조사 시 비타민 생성과 가장 관계 깊은 것은?

① 아미노산
② 에스트로겐
③ 프로게스테론
④ 갑상샘 호르몬
⑤ 7-디하이드로콜레스테롤

16 자외선 조사로 인한 생물학적 효과가 옳지 않은 것은?

① 강장 효과
② 항구룻병성 효과
③ 살균 효과
④ 신진대사 증가
⑤ 대내성 효과

▶ **크로마이어등**
- 화상없이 치료 부위에 밀착 적용이 가능, 국소 부위에 치료용, 적외선(40%)·자외선(60%) 방출, 버너와 맨 밖의 창과의 거리는 25mm

▶ **유리**
- 자외선 파장인 3,200Å 이하의 파장을 흡수하기 때문에 자외선 치료 시 보호 장비로 사용됨.

▶ 3,200Å 이하의 자외선은 피부의 상층, 털주머니, 기름샘과 땀샘에 있는 프랜트스테롤, 에르고스테롤, 7-디하이드로콜레스테롤 등에 의해 흡수되어 부산물로 비타민 D_3가 생성

▶ **광화학적 효과**
- 피부병 치료와 피부에 존재하는 물질을 활성화 하는 국소적 반응(살균 효과)

정답 : 13_③ 14_① 15_⑤ 16_③

17 광선의 파장이 2,600Å 부근에서 일어나는 효과로 맞는 것은?

① 색소 침착 효과　　② 살균 효과
③ 진단적 효과　　　　④ 강장 효과
⑤ 화학적 효과

18 자외선 조사 시 가장 최초로 볼 수 있는 효과로 맞는 것은?

① 혈관 확장　　② 조직 파괴　　③ 홍반 생성
④ 식욕 증진　　⑤ 반자극 효과

19 자외선 복사 시 나타나는 항구룻병 효과에 대한 설명으로 맞지 않는 것은?

① 자외선이 피부 상층에서 나타나는 효과이다.
② 최대 효과 파장은 2,830Å이다.
③ 7-디하이드로콜레스테롤이 전환되면서 비타민 D3가 생성된다.
④ 티록신의 산화작용이 나타난다.
⑤ 3,200Å 이하의 자외선이 피부의 상층, 털주머니, 기름샘과 땀샘에서 흡수된다.

20 히스타민을 생성시키는 적절한 파장으로 맞는 것은?

① 136nm　　② 180nm　　③ 200nm
④ 270nm　　⑤ 390nm

단원정리 문제 해설

▶ 2,652Å : 최고의 살균 효과, 2,537Å : 90%의 살균 효과, 2,400Å : 최저의 살균 효과, 3,000Å 이상 : 살균 효과 아주 적음.
▶ 색소 침착 효과 : 2,800~3,300Å의 광선은 표피층 심부에서 흡수되며, 먼저 화학적 작용이 나타나 멜라닌 아세포에 의해 멜라닌 색소로 전환되고, 2,500Å의 광선은 홍반은 일으키나 색소 침착은 일으키지 않음.
▶ 강장 효과 : 보통 2,900Å 이상 파장의 광선은 강장 효과 등 생명에 이롭게 하며, 2,900Å 이하 파장의 광선은 조직 파괴 등 생명에 해롭게 반응
▶ 홍반 반응
- 자외선 조사 시 최초로 볼 수 있는 효과

▶ 티록신은 표피의 각질층에 침전되어 있다가 색소를 침착시키는 역할을 한다.

▶ 자외선 홍반
- 간접적인 화학적 작용
- 홍반 반응을 일으키는 광선 : 250nm 범위의 파장과 297nm 범위의 파장

정답 : 17_② 18_③ 19_④ 20_④

21 다음 중 자외선에 대한 설명으로 맞는 것은?

> 가. 비타민 D를 생성하여 구루병을 예방한다.
> 나. 근위자외선이 원위자외선보다 더 깊이 침투한다.
> 다. 전신의 강장 효과가 있다.
> 라. 면역 및 방어작용 증가를 가져온다.

① 가, 나, 다　　② 가, 다　　③ 나, 라
④ 라　　　　　⑤ 가, 나, 다, 라

▶ 자외선 개요
- 색소 침착, 살균 효과, 홍반 형성, 신진 대사 효과, 비타민 D 형성, 강장 효과
- 파장은 136~3,900 Å
- 치료에 이용되는 파장은 1,800~3,900 Å (180~390nm)
가. 2830 Å 부근에서 비타민 D_3의 형성
나. UVA (320~400nm)
　UVC (290nm 이하)
다. 자외선 전신 노출 시 강장 효과
라. 에조필락시 효과

22 다음 중 장시간 노출 시 피부암을 유발시키는 파장과 인체에 이로운 광선의 파장이 맞게 짝지어진 것은?

① 180~290nm, 240~270nm
② 280~340nm, 180~290nm
③ 180~290nm, 290~390nm
④ 290~390nm, 280~340nm
⑤ 290~390nm, 290~390nm

▶ 유생광선
- 2,900 Å 이상의 파장, 강장 효과 등 생명에 이롭게 함.

▶ 유해광선
- 2,900 Å 이하의 파장, 조직 파괴 등 생명에 해롭게 반응함.
- 만성 과다 노출인 경우 280~340nm의 파장의 광선은 암을 유발시킬 우려가 있음.

23 최소 홍반반응으로 전신 노출 시 얻을 수 있는 자외선 효과로 맞는 것은?

> 가. 수면 증진　　　나. 감염 저항력 증진
> 다. 식욕 증진　　　라. 비타민 D_3 형성

① 가, 나, 다　　② 가, 다　　③ 나, 라
④ 라　　　　　⑤ 가, 나, 다, 라

▶ 자외선 치료의 전신 자극 효과
- 비타민 D_3 형성, 살균 효과, 강장 효과, 반자극 효과, 대내성 효과

정답 : 21_⑤　22_②　23_⑤

24 자외선치료의 금기증으로 맞는 것은?

가. 급성 습진	나. 만성 궤양
다. 열성 질환	라. 기관지 천식

① 가, 나, 다   ② 가, 다   ③ 나, 라
④ 라   ⑤ 가, 나, 다, 라

▶ 자외선 금기증
- 결막염, 폐결핵, 갑상샘 과다증, 화상, 오한, 당뇨병, 콩팥염, 홍반성 낭창, 급성 습진, 근위축, 각질층, 일광성 홍반, 동맥경화증, 괴혈병, 심근염, 심한가려움증, 허약체질, 고열, 괴혈병, 혈당증 등

25 자외선치료 시 위험 및 주의 사항으로 맞는 것은?

① 화상은 자외선조사 시에 발생하지 않는다.
② 전신 홍반성 낭창으로 인한 피부병 환자에게 실시하는 것이 좋다.
③ 자외선이 피부에 과용량 투입을 하여도 피부에는 아무런 반응이 없다.
④ 적외선과 자외선 치료는 동시에 하면 안 된다.
⑤ 결막염을 방지하기 위해 보안경을 착용해야 한다.

▶ 환자와 치료사는 자외선으로부터 눈을 보호하기 위해 특수안경을 착용한다.

26 자외선치료의 적응증으로 맞는 것은?

가. 활동성 결핵	나. 건선
다. 구룻병	라. 최근 방사선 치료

① 가, 나, 다   ② 가, 다   ③ 나, 라
④ 라   ⑤ 가, 나, 다, 라

▶ 자외선 적응증
- 일반적 강장 효과, 활동성 결핵, 치료 부위의 결핵, 구룻병 및 칼슘 부족 질환, 공기 소독, 피부병(좌창, 건선, 종기, 부스럼, 대상포진, 심상성 낭창, 피부 상처), 류마티스성 질병

정답 : 24_② 25_⑤ 26_①

Chapter 03 자외선치료 | 59

27 자외선치료 시 고려해야 할 사항이 아닌 것은?

① 류마티스 관절염이 있는 경우 반자극으로 인한 통증의 감소 효과를 보인다.
② 불면증, 감기 등이 있는 경우 조사 부위의 국소 효과를 목적으로 한다.
③ 환자와 치료사 모두 결막염에 걸릴 수 있으므로 모두 특수안경을 착용한다.
④ 치료하지 않는 부위의 노출을 보호한다.
⑤ 자외선 용량은 홍반 반응검사를 통하여 결정하므로 환자의 감각에 의존하지 않는다.

28 자외선치료에 관한 설명으로 맞는 것은?

> 가. 원자외선은 살균작용에 효과적이다.
> 나. 자외선 치료에 이용되는 파장은 180~390nm이다.
> 다. 자외선은 조직에 광화학적 효과를 나타낸다.
> 라. 자외선에 노출되면 홍반은 즉시 형성된다.

① 가, 나, 다 ② 가, 다 ③ 나, 라
④ 라 ⑤ 가, 나, 다, 라

29 자외선에 의한 홍반의 발생 기전이 아닌 것은?

① H 물질 방출 ② 모세혈관 확장
③ 세동맥 확장 ④ 조직 내 삼투 현상
⑤ Melanocyte 분열

단원정리문제 해설

▶ 불면증, 식욕부진, 감기 등에는 전신자외선을 치료하였을 때 강장 효과를 보임.

▶ - 자외선에 2~8시간 노출 시 홍반 형성
- 적외선에 노출 시 즉시 홍반 출현

▶ 자외선 홍반의 발생 기전(삼중 반응)
- 세포를 파괴시킬 때 유리된 H물질의 화학적 효과에 의한 모세혈관의 확장과 축삭 반사에 의한 세동맥 확장, 그리고 모세혈관벽의 투과성 증대에 의한 조직 내 체액의 삼투 현상
▶ Melanocyte는 표피의 바닥층에서 멜라닌 색소를 생산하고, 주위의 세포에 색소를 공급하는 세포로 자외선의 화학 반응에 의해 멜라닌을 대량 생산하고 분배하여 피부를 갈색으로 보이게 하는 것으로 홍반 반응이 아닌 색소 침착 기전임.

정답 : 27_② 28_① 29_⑤

30 다음 중 자외선에 과민한 부위로서 자외선 용량검사 시 흔히 선택되는 곳은?

① 손 ② 발 ③ 등
④ 배 ⑤ 손바닥

31 첫날 1도 홍반 용량으로 10초 치료하고, 다음날 2도 홍반 용량으로 치료할 때의 홍반 용량으로 맞는 것은?

① 15초 ② 20초 ③ 25초
④ 50초 ⑤ 100초

32 첫 번째 홍반 용량이 20초라면 네 번째 홍반 용량은 얼마인가?

① 20초 ② 40초 ③ 50초
④ 100초 ⑤ 200초

33 일반적으로 병원용 수은등의 홍반 용량검사 시 처음 노출 시간과 거리는?

① 5초, 15인치 ② 5초, 30인치
③ 10초, 15인치 ④ 10초, 18인치
⑤ 10초, 30인치

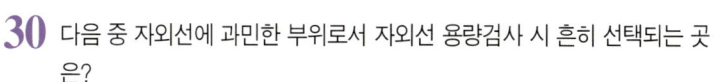

▶ 용량검사 방법
- 검사 부위는 아래팔 전면이나 배를 선택하여 종이에 구멍을 적당히 뚫어두고 노출시켜 최소 홍반 용량이 나타나는 구멍의 시간을 측정함.

▶ 홍반 용량
- 최소 홍반량 : 자외선 처방에서 양을 결정하는 단위
- 두 번째 용량 발생 : 최소 홍반량 × 2.5
- 세 번째 용량 발생 : 최소 홍반량 × 5
- 네 번째 용량 발생 : 최소 홍반량 × 10

▶ 네 번째 용량 발생
- 최소 홍반량 × 10

▶ 병원용 수은등을 사용하여 30인치의 거리에서 다섯 구멍을 차례로 열어서 노출시킴.
- 첫째 구멍을 5초간 노출시키고, 나머지 네 개의 구멍은 종이로 덮어 노출을 방지하고, 5초 간격으로 넷째 구멍까지 노출시키고, 마지막 구멍은 15초를 노출시킴.

정답 : 30_④ 31_③ 32_⑤ 33_②

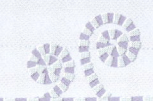
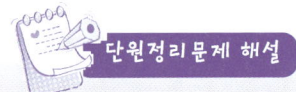

34 자외선 조사 4~6시간 이내에 홍반이 나타나서 2~3일 동안 지속되었다면 이 때의 용량은 얼마인가?

① MED ② E1 ③ E2
④ E3 ⑤ E4

해설

등급	1도 홍반 용량	2도 홍반 용량	3도 홍반 용량	4도 홍반 용량
출혈시간	6~8시간	4~6시간	2~4시간	2시간 이내
지속시간	24~36시간 (12시간이 최대)	2~3일	3~7일	1주~1주 이상

35 첫날 1도 홍반 용량으로 30초 치료하고, 다음 날 3도 홍반 용량으로 치료할 때의 홍반 용량으로 맞는 것은?

① 30초 ② 75초 ③ 90초
④ 150초 ⑤ 300초

36 위 문제의 3도 홍반 용량과 계속 같은 용량을 유지하고자 하면 얼마 동안 조사하여야 하는가?

① 1분 45초 ② 2분 30초 ③ 3분 15초
④ 3분 45초 ⑤ 4분 15초

37 건선치료 시 감염 부위가 국소 부위거나 자외선 조사에 저항력이 있다면 어떤 용량으로 격일제 치료를 하는 것이 바람직한가?

① MED ② SED ③ 2nd ED
④ 3th ED ⑤ 4th ED

▶ 아래 해설 참조

▶ 세 번째 용량 발생
 - 최소 홍반량 × 5

▶ 자외선의 치료 시간 계산법
 - 최소 홍반을 계속 유지하려면 먼저 용량에 일정 비율로 치료 시간을 늘림.
 E1=20~25%, E2=50%, E3=75%, E4=100%
 * 먼저 용량 + (먼저 용량의 50% 증가)
 → 150s + (150×0.5) = 225s = 3분 45초

▶ 자외선을 이용한 건선치료
 - 신체의 건선으로 감염된 부위가 국소 부위거나 자외선 조사에 저항력이 있다면 E2 용량을 격일제로 치료할 수 있으며, 용량은 매번 증가시킴.

▶ 자외선의 욕창 치료 방법
 - 치료 시에는 크로마이어등을 사용하여 E1 용량을 매일 증가시키면서 사용함. 그러나 피부가 두꺼운 발꿈치 또는 팔꿈치같은 부위에는 E2 용량을 사용함.

정답 : 34_③ 35_④ 36_④ 37_③

38 2세 이하의 소아에 대한 자외선 치료 용량으로 맞는 것은?

① 어른 용량의 1/4 정도
② 어른 용량의 1/2 정도
③ 어른 용량의 2/3 정도
④ 어른 용량의 3/4 정도
⑤ 어른 용량과 동일하게

39 아토피성 피부염을 치료하기 위해 소랄렌(psoralen)과 함께 사용하여 치료할 수 있는 자외선 파장과 치료 시 적응증으로 맞게 된 것은?

① 290~320nm, 백반증
② 320~400nm, 백반증
③ 400~770nm, 백반증
④ 290~320nm, 광과민
⑤ 320~400nm, 광과민

40 적외선과 자외선 복사의 홍반 형성에 관한 내용으로 맞는 것은?

> 가. 자외선의 내성은 일정하게 증가한다.
> 나. 자외선의 홍반은 선명한 경계를 보인다.
> 다. 적외선의 홍반은 즉시 나타난다.
> 라. 자외선의 홍반은 몇 시간에서 며칠 지속된다.

① 가, 나, 다   ② 가, 다   ③ 나, 라
④ 라   ⑤ 가, 나, 다, 라

단원정리문제 해설

▶ 나이에 따라
- 2세 이하는 어른 용량의 1/2 정도, 2세에서 6세까지는 어른 용량의 2/3 정도로 치료

▶ 인종에 따라
- 차이가 있으며, 남자보다 여자가 20% 정도 감각이 더 예민함.

▶ 광화학 치료법
- 자외선을 이용하여 주로 피부 질환을 치료하는 방법, 자외선 A와 소랄렌을 이용하는 PUVA, 자외선 B와 타르의 병용 치료법 등이 있다.

▶ 소랄렌
- 피부에 침륜된 림프구의 파괴, 순환하는 혈액세포에 광독성 반응, 랑게르한스 세포의 기능장애들을 통하여 아토피 피부

▶ PUVA 치료 시 주의사항
- 임신 피부암 환자, 광과민성 질환자, 백내장 환자, 심혈관계 질환자

▶ - 자외선에 2~8시간 노출 시 홍반 형성
- 적외선에 노출 시 즉시 홍반 출현

정답 : 38_② 39_② 40_⑤

MEMO

Chapter 4
레이저치료

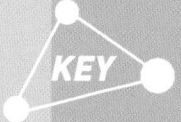

- 레이저치료의 발생 원리와 특성, 생물학적 효과를 이해하고, 물리치료적 적용방법과 치료적 효과를 이해합니다.

꼭! 알 아 두 기

1. 조직손상의 치유기간이 단축, 신체에 영양효과 (eutropic : 모세혈관화, 혈관 확대 등) 급·만성의 통증 완화, 손상에 따른 말초신경 재생속도를 촉진, 외상성 부종이나 혈종의 감소 효과
2. 레이저의 특성(결합성(Coherence), 단색성 (Monochromatiety), 지향성 (Directional), 고휘도 (Brightness), 일반적인 빛의 성질(반사, 산란, 전도, 흡수))
3. 레이저의 종류
4. 레이저의 조사법
5. 레이저의 적응증 (피부질환, 말초신경병변, 정형외과적질환, 입안, 코안 및 부비동 질환)
6. 레이저의 금기증 (결막 손상이 발생할 수 있기 때문에 눈 주위를 조사할 때, 악성종양 부위, 임산부의 배, 고환, 난소, 갑상샘 환자, 소아의 성장연골 부위, 심부전증환자, 심장조정기 착용자)

CHAPTER 04 레이저치료

1 레이저

1 레이저치료의 정의
- 레이저는 유도 방출에 의한 빛의 증폭 장치로 조직 손상의 치유 기간이 단축, 신체에 영양 효과(eutropic : 모세혈관화, 혈관 확대 등), 급·만성의 통증 완화, 손상에 따른 말초신경 재생 속도를 촉진, 외상성 부종이나 혈종의 감소 효과 등에 효과적임.

2 레이저의 특성
(1) 결합성 (Coherence) : 레이저 광선의 응집력이라고도 하며, 개개광자의 파동의 위상이 시간적, 공간적으로 일치
(2) 단색성 (Monochromatiety) : 대부분의 레이저는 단일 파장을 가진 성분이 모여 단색광선을 만듦.
(3) 지향성 (Directional) : 레이저 광선은 원거리에서도 분산되지 않고 평행하게 진행
(4) 고휘도 (Brightness) : 휘도란 단위 입체각에서 나오는 빛의 출력 밀도를 말하는데, 레이저는 단색성이 매우 높으므로 밝기가 높음.
(5) 레이저만의 고유한 성질 이외에도 일반적인 빛의 성질(반사, 산란, 전도, 흡수)을 갖음.

3 레이저의 종류
(1) He – Ne Laser : 파장 632.8nm, 온열 자극 효과
(2) Ar Laser : 파장 488.0nm (청색) ~ 514.5nm (녹색)
(3) CO_2 Laser : 파장 10,600nm, 투과 깊이가 1~20㎛ 사이
(4) Kr Laser : 파장 647.1nm

4 레이저의 조사법

탐침의 접촉 유무에 따라	접촉법 (contact method)	• 통증점을 탐침으로 압박 • 침술적 이용 • 조사 부위를 지속적으로 조사
	비접촉법 (noncontact method)	• 개방성 상처 치유 시의 접촉성 감염 방지 • 치료사의 피로감이 적음 • 광선의 산란과 반사로 인해 효율이 떨어짐

치료 부위의 면적에 따라	격자 조사법 (grid method)	• 치료 부위를 골고루 조사하기 위해 • 정방형 (1cm²)으로 구획된 피부 위에 수직으로 레이저 적용 • 국소 피하지방조직 치료에 유용
	주사선 조사법 (scanning method)	• 비접촉법의 일종 (창상 부위에 사용) • 탐침을 치료되는 부위의 1cm 위에 고정 • 막대운동으로 이동
	점 조사법 (point method)	• 접촉법의 일종 • 작은 관절부와 근막통 치료에 유용

5 의학적 치료 분야

(1) 감염 부위의 치료
(2) 상흔조직의 회복 촉진
(3) 통증 감소
(4) 피부과 영역의 효과
(5) 운동 상해와 류마티스 질환
(6) 초기의 만성적인 관절염

6 치료적 효과

(1) 미토콘드리아의 막흥분과 핵산의 자극 증가로 단백질 합성의 증가
(2) 모세혈관과 세포분열 증가로 손상 조직 치료 기간의 단축
(3) 세포나 조직 차원의 세포 호흡 증가, 혈관 확대 등으로 신체의 영양 효과
(4) 외상성 부종 및 혈종 감소
(5) 통증 완화, 말초신경 재생 속도 촉진
(6) 급성 및 만성 통증을 감소시키는 진통 효과
(7) 손상에 따른 말초신경 재생 속도 촉진

7 치료 강도

– 치료 에너지량 (J/cm^2) = 장비의 출력 (W) × 치료시간 (s) / 치료 부위의 면적 (cm^2)

8 레이저의 적응증

– 피부 질환, 말초신경 병변, 정형외과적 질환, 입안, 코안 및 코곁굴 질환

9 레이저의 금기증

– 결막 손상이 발생할 수 있기 때문에 눈 주위를 조사할 때, 악성 종양 부위, 임산부의 배, 고환, 난소, 갑상샘 환자, 소아의 성장 연골 부위, 심부전증 환자, 심장조정기 착용자

단원정리문제

01 다음 중 레이저의 특성으로 맞는 것은?

> 가. 단일 파장의 광선이다.
> 나. 평행하게 진행하고 원거리에서 분산이 적다.
> 다. 유도 방출에 의한 빛의 증폭으로 발생한다.
> 라. 일반적인 광선의 성질이 나타나지 않는다.

① 가, 나, 다　　② 가, 다　　③ 나, 라
④ 라　　⑤ 가, 나, 다, 라

단원정리문제 해설

▶ 레이저는 유도 방출에 의한 빛의 증폭 장치로 결합성(Coherence), 단색성(Monochromatiety), 지향성(Directional), 고휘도(Brightness), 일반적인 빛의 성질(반사, 산란, 전도, 흡수)을 갖는다.

02 다음 중 레이저 치료 시 금기증으로 맞는 것은?

> 가. 눈 주위의 조사　　나. 악성 종양
> 다. 소아의 성장판　　라. 저혈압

① 가, 나, 다　　② 가, 다　　③ 나, 라
④ 라　　⑤ 가, 나, 다, 라

▶ 눈 주위, 악성 종양 부위, 임산부의 배, 고환, 난소, 갑상샘 환자, 소아의 성장연골 부위, 심부전증 환자, 심장조정기 착용자

03 다음 중 레이저 치료 시 적응증이 아닌 것은?

① 욕창　　② 악성 종양　　③ 건초염
④ 윤활액막염　　⑤ 길리안-바레

▶ 피부 질환, 말초신경 병변, 정형외과적 질환, 입안, 코안 및 코곁굴 질환

정답 : 1_① 2_① 3_②

04 다음과 같은 내용으로 레이저 치료 시 에너지의 강도로 맞는 것은?

- 치료 부위 면적 : 6cm × 5cm
- 조사 시간 : 30초
- 출력 : 2W

① 0.5J/cm² ② 1J/cm² ③ 2J/cm²
④ 3J/cm² ⑤ 5J/cm²

05 Laser의 파장으로 맞는 것은?

① 근위적외선과 가시광선
② 근위적외선과 원위적외선
③ 근위자외선과 가시광선
④ 근위자외선과 원위자외선
⑤ 모든 영역

06 레이저 기법에 대한 설명으로 맞는 것은?

가. 주사기법은 비접촉법의 일종이다.
나. 점기법은 큰 관절에 유용하다.
다. 격자기법은 국소 피하조직에 효과적이다.
라. 비접촉기법은 광선의 산란으로 효율이 증가된다.

① 가, 나, 다 ② 가, 다 ③ 나, 라
④ 라 ⑤ 가, 나, 다, 라

단원정리 문제 해설

▶ 치료 에너지량 (J/cm²) = 장비의 출력 (W) × 치료 시간 (s) / 치료 부위의 면적 (cm²)
치료 에너지량 (J/cm²) = 2W × 30s / 6cm × 5cm

▶
- 원위자외선 : 1,800~2,900 Å
- 근위자외선 : 2,900~3,900 Å
- 가시광선 : 3,900~7,700 Å
- LASER : 7,700~30,000 Å
- 근위적외선 : 7,700~15,000 Å
- 원위적외선 : 15,000~150,000 Å

▶ 치료 부위의 면적에 따라
- 격자기법 : 국소 피하조직에 효과적
- 주사기법 : 넓은 부위, 창상 부위에 효과적
- 점기법 : 접촉기법, 작은 관절이나 근막통에 효과적
▶ 탐침의 접촉 여부에 따라
- 접촉기법 : 압통점을 탐침으로 압박
- 비접촉기법 : 압력을 가해서는 안 될 경우

정답 : 4_③ 5_② 6_②

07 광범위한 욕창 부위에 레이저(Laser)를 적용할 때 적합한 적용법으로 맞는 것은?

① 접촉법 – 격자조사법
② 접촉법 – 점조사법
③ 비접촉법 – 주사선 조사법
④ 점접촉법 – 비접촉법
⑤ 격자조사법 – 점조사법

08 레이저 스펙트럼 영역과 동일한 광선 영역은?

① 자외선과 가시광선
② 가시광선과 근위자외선
③ 가시광선과 근위적외선
④ 근위적외선과 원위적외선
⑤ X선과 자외선

09 물리치료에 사용하는 레이저에 대한 설명으로 틀린 것은?

① He – Ne Laser는 Cold Laser이다.
② 물리치료에서는 Cold Laser만 사용한다.
③ He – Ne Laser는 가시광선과 같은 분포이다.
④ 침투 깊이는 초음파와 비슷하다.
⑤ 통증 완화 및 창상 치유를 주효과로 한다.

10 다음 중 레이저의 효과로 맞는 것은?

| 가. 순환 증가 | 나. 진통 효과 |
| 다. 근작용의 효율성 증가 | 라. 손상조직 치유 기간 단축 |

① 가, 나, 다
② 가, 다
③ 나, 라
④ 라
⑤ 가, 나, 다, 라

단원정리문제 해설

▶ 치료 부위의 면적에 따라
 - 격자기법 : 국소 피하조직에 효과적
 - 주사기법 : 넓은 부위, 창상 부위에 효과적
 - 점기법 : 접촉기법, 작은 관절이나 근막통에 효과적
▶ 탐침의 접촉 여부에 따라
 - 접촉기법 : 압통점을 탐침으로 압박
 - 비접촉기법 : 압력을 가해서는 안 될 경우

▶ 원위자외선 : 1,800~2,900Å
 근위자외선 : 2,900~3,900Å
 가시광선 : 3,900~7,700Å
 LASER : 7,700~30,000Å
 근위적외선 : 7,700~15,000Å
 원위적외선 : 15,000~150,000Å

▶ ① He-Ne Laser : 파장 632.8nm, 온열 자극 효과
 ③ 가시광선 : 3,900~7,700Å

▶ 미토콘드리아의 막흥분, 핵산의 자극 증가, 단백질 합성 증가, 세포분열 증가, 조직 치료 기간의 단축, 세포 호흡 증가, 혈관 확대, 부종 및 혈종 감소, 통증 완화, 말초신경 재생 속도 촉진

정답 : 7_③ 8_④ 9_④ 10_⑤

Chapter 5
일광욕치료

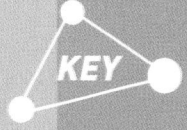

- 일광욕이 인체에 미치는 영향을 이해하고 일광욕치료의 효과를 이해합니다.
- 인공광선과 일광치료의 차이점을 이해합니다.

꼭! 알아두기

1. 태양광선으로 직접치료하는 방법으로 강장 효과
2. 식욕증진, 숙면, 정신적 안정, 강장효과, 활동 증진
3. 여름에는 2~3시간, 겨울에는 3~4시간 노출
4. 인공일광등은 자외선 (5%), 근적외선 (78%), 원 적외선 (17%)으로 구성
5. 롤리아식 일광욕은 신체를 다섯 부분 (가슴, 배, 넓적다리, 종아리, 발)으로 구분
6. 치료기간은 7일에서 15일 정도로 할 수 있으 며, 치료시간은 5분씩 증가

CHAPTER 05 일광욕치료

1 일광욕

1 일광욕의 정의
(1) 태양광선으로 직접치료하는 방법으로 강장 효과가 있음.
(2) 태양광선에는 적외선, 가시광선, 자외선으로 구성
(3) 적외선은 태양광선 에너지의 60%를 차지하며, 자외선은 7%를 구성

2 일광욕의 효과
(1) 식욕 증진, 숙면, 정신적 안정, 강장 효과, 활동 증진
(2) 여름에는 2~3시간, 겨울에는 3~4시간 노출
(3) 인공일광등은 자외선(5%), 근적외선(78%), 원적외선(17%)로 구성

3 롤리아식 일광욕
(1) 신체를 다섯 부분(가슴, 배, 넓적다리, 종아리, 발)으로 구분
(2) 치료기간은 7일에서 15일 정도
(3) 치료시간은 5분씩 증가

단원정리문제

단원정리문제 해설

01 롤리아식 일광욕치료를 하지 않는 부위는?

① 등　　　② 머리　　　③ 발바닥
④ 발등　　⑤ 배

▶ 가슴, 배, 넓적다리, 종아리, 발

02 일광욕치료 시 나타나는 효과가 아닌 것은?

① 식욕 증진　　② 수면 증진　　③ 활동 증진
④ 정신 안정　　⑤ 흥분 효과

▶ 식욕 증진, 숙면, 정신적 안정, 강장 효과, 활동 증진

03 롤리아식 일광욕치료법에 대한 설명으로 맞는 것은?

> 가. 노출 부위를 다섯으로 구분한다.
> 나. 얼굴은 특히 시간을 더 노출시킨다.
> 다. 7일~15일 정도 노출시킨다.
> 라. 치료시간을 10분씩 증가시킨다.

① 가, 나, 다　　② 가, 다　　③ 나, 라
④ 라　　　　　⑤ 가, 나, 다, 라

▶ 노출 부위(가슴, 배, 넓적다리, 종아리, 발, 여름에는 2~3시간, 겨울에는 3~4시간 노출, 치료시간은 5분씩 증가

04 태양으로부터 방출되는 광선으로 치료하는 것은?

① 적외선 치료　　② 자외선 치료
③ 일광욕 치료　　④ 화학선 치료
⑤ 초음파 치료

▶ 일광욕치료란 태양광선으로 직접 치료하는 방법이다.

정답 : 1_② 2_⑤ 3_② 4_③

05 가시광선이 가장 많이 흡수되는 피부층은 어디인가?

① 표피　　② 진피　　③ 상피
④ 각질층　⑤ 유두층

▶ 각질층
- 표피 가장 바깥층
- 핵이 없음.
- 불용성 단백질

06 가시광선이 가장 깊게 도달할 수 있는 피부층은 어디인가?

① 표피　　② 진피　　③ 상피
④ 각질층　⑤ 유두층

▶ 진피
- 질기고 유연한 탄력섬유
- 두꺼움

07 인공일광등에서 방출되는 복사선의 구성으로 맞는 것은?

① 자외선 78%, 근적외선 17%, 원적외선 5%
② 자외선 17%, 근적외선 5%, 원적외선 78%
③ 자외선 17%, 근적외선 78%, 원적외선 5%
④ 자외선 5%, 근적외선 17%, 원적외선 78%
⑤ 자외선 5%, 근적외선 78%, 원적외선 17%

▶ 인공일광등은 자외선(5%), 근적외선(78%), 원적외선(17%)로 구성

08 일광욕에 관한 설명 중 맞는 것은?

① 태양광선으로 직접 치료하는 방법으로 강장 효과가 없다.
② 자외선이 비율이 가장 높다.
③ 겨울에는 2~3시간 노출이 적당하다.
④ 식욕 증진과 정신적 안정, 숙면의 효과가 있다.
⑤ 롤리아식 일광욕은 치료시간을 10분씩 증가시킨다.

▶ ① 태양광선으로 직접 치료하는 방법으로 강장 효과가 있다.
② 태양광선에서 적외선의 비율이 60%로 가장 높다.
③ 일광욕을 할 때에 여름에는 2~3시간, 겨울에는 4~5시간 노출이 적당하다.
⑤ 롤리아식 일광욕은 치료시간을 5분씩 증가시킨다.

정답 : 5_④　6_②　7_⑤　8_④

참고문헌

신경해부 생리학, 청구문화사, 노민희, 용준환, 김계엽, 김동환
근골격계 생체역학, 영문출판사, 권미지
새용어 사람해부학, 현문사, 한국해부생리학교수협의회
신경과학, 정담미디어, Laurie Lundy-Ekman
임상신경해부학, 현문사, 이한기, 김명훈, 김본원, 김진상, 김철용
기능해부학, 현문사, 신흥철, 정학영 외
인체해부학, 청담미디어, 노민희, 이정수 외
인체생물학, 아카데미서적, 강성구, 강신성 외
해부학, 고려의학, 대한해부학회
생리학, 라이프사이언스, STUART IRA FOX
해부생리학, 영문출판사, Valerie C. Scanlon
질환별 물리치료, 영문출판사, 오설리반 & 슈미츠
타이디 질환별 물리치료, 군자출판사, Stuart B. Porter
근골격계 질환별 물리치료, 현문사, 박지환
전기치료학, 하늘뜨락, 김순희, 김명훈, 민경옥, 박홍기, 박영한, 오경환
물리치료학 개론, 테라북스, 이인학, 고태성 외 3명
광선치료학, 대학서림, 박찬의, 박래준 외
냉,온을 이용한 물리치료학, 영문출판사, 박래준
수치료의 이론과 실제, 현문사, 박종철
보조기 의지학, 대학서림, 정진우
의지 보조기학, 탑메디오피아, 김장환
운동치료 총론, 영문출판사, 키스너 콜비
물리치료사를 위한 신경재활, 영문출판사, DarcyUmphred, Connie Carlson
고유수용성신경근촉진법, 대학서림, 구봉오, 권미지, 김경태, 김경환, 김명섭
신경물리치료학, 대학서림, 구봉오, 김수민, 권미지, 김상수
휴먼 퍼포먼스와 운동생리학, 대경북스, 정일규, 윤진환
근육검진, 영문출판사, 강세윤
물리치료 진단학, 영문출판사, 이현옥 외
정형도수치료 진단학, 현문사, DAVID J. MAGEE
임상 운동학, 영문출판사, 이현옥 외
근골격계의 기능해부 및 운동학, 정담미디어, 뉴만
재활의학, 한미의학, 박창일, 문재호
공중보건학, 고문사(KMS), 구성회 외 18명
의료기사법, 국가 법령 정보 센터, 법제처
의료법, 국가 법령 정보 센터, 법제처
지역보건법, 국가 법령 정보 센터, 법제처
감염병의 예방 및 관리에 관한 법률, 국가 법령 정보 센터, 법제처

Index

- 전기치료 -

가청음파 … 200
간섭전류 … 112
간섭파 … 112
강도시간 곡선 … 71
경피신경전기자극법 … 146
고전압 맥동직류 … 124
고주파 … 32
관문조절설 … 147
교류 … 31
구리 … 89
극저전류 자극 … 42
극초단파 … 188
근육배치법 … 116
근재교육법 … 139
근피로도 … 99
기능적 전기자극 … 164
기전력 … 21
기전류 … 71
단상파 … 31
단파 … 174
동위원소 … 19
동축케이블 … 40
디플로드전극 … 178
말이집 … 55
말초신경배치법 … 149
맥동비 검사 … 72
맥동의 상호 관계 … 124
맥동전류 … 31
메콜린 … 90
모노드전극 … 178
미세전류 … 136
반대측배치법 … 150
방산각 … 201
변성반응검사 … 69
변조심도 … 112
분자 … 19

불감쇠전도 … 55
불용성 위축 … 106
삼투 … 52
세포막 … 52
세포막 전압 … 53
수소결합 … 20
시치검사 … 70
신경 근전기자극 … 42
신경배치법 … 116
신경얼기배치법 … 149
신경지배근 … 96
아연 … 89
안정막 전압 … 53
역동전류 … 130
염화나트륨 … 91
옴 … 23
요드칼륨 … 91
원자핵 … 18
유전율 … 174
유전체 … 174
은침형 전극 전기자극 … 42
은침형 전기자극법 … 158
의용전류 … 30
이상파 … 31
이온 … 19
이온결합 … 19
이온도입 … 88
이온통로 … 136
자기인덕턴스 … 177
자유전자 … 20
저주파 … 32
저항 … 22
전기근육자극 … 42
전기삼투 … 80
전기생리학 … 52
전기영동 … 80

Index

전기자극검사 … 68
전기회로 … 22
전기치료의 적응증 … 42
전기화상 … 43
전도도 … 174
전도케이블 … 40
전류 … 21
전류밀도 … 41
전압 … 21
전압계 … 22
전자 … 18
전자장 가열법 … 176
절연전도 … 55
정전장 가열법 … 174
주울의 법칙 … 23
중주파 … 113
지속형 직류 … 80
직류요법 … 81
직류욕조 … 81
직류충혈 … 80
진폭 … 32
초산 … 89
초음파 치료 … 200
캐비테이션 … 201
키르히호프의 법칙 … 23
탈신경근 … 106
탐침봉 … 137
통증생리학 … 146
패러데이의 법칙 … 23
팬케이크코일 … 178
평류강축비 … 72
플레밍의 법칙 … 177
피절배치법 … 149
활동전압 … 54
횡단배치법 … 116
히스타민 … 90
Aetius … 14
Alessandro Volta … 14

CP파 … 131
DuBois-Reymond's Law … 97
Leduc실험 … 88
Luigi Galvani … 14
MF파 … 130
Paracelsus … 14
Pfl?ger's Law … 96
RS파 … 131
Seddon의 분류 … 66
Sunderland의 분류 … 67
TENS … 147
TNS … 147
Wallerian변성 … 68
William Gibert … 14

Index

- 광선치료 -

가시광선 … 15
격자조사법 … 67
결합성 … 66
고휘도 … 66
광독성 물질 … 18
광생물학 … 18
광선의 피부 흡수 … 22
광선치료 … 14
굴절의 법칙 … 15
근적외선 … 30
근적외선등 … 31
냉형 석영수은등 … 49
단색성 … 66
레이저 … 66
롤리아식 일광욕 … 72
반사 … 22
반사의 법칙 … 15
반트호프법칙 … 16
베이커 … 31
복사에너지 … 15
빈의 복사법칙 … 16
산란 … 22
수은증기방전등 … 48
열등 … 31
열의 물리학 … 19
열치료 … 20
열형 석영수은등 … 49
원자외선 … 15
원적외선 … 15
원적외선 … 30
원적외선등 … 31
일광욕 … 72
입자설 … 14
자외선 … 32, 46
자외선 적응증 … 49
적외선 치료 … 30

전기광선욕 … 31
전환열 … 19
절대온도 … 16
점조사법 … 67
주사선 조사법 … 67
지향성 … 66
크로마이어등 … 48
탄소방전등 … 48
태양광선등 … 48
투과 … 22
파동설 … 14
피부 … 16
피부 광물리학 … 22
피부 크리모포어 … 22
피부노화 … 21
홍반 형성 비 … 52
흡수 … 22
흡수의 법칙 … 15
Ar Laser … 66
Goeckerman technique … 52
Grottus-Draper's Law … 16, 32
He-Ne Laser … 66
Lambert's Cosine Law … 16, 32
PUVA … 49, 52
Wein's Law … 16